Prof. Dr. Luis E. Abad Pedraza

TECNICATURA EN OFTALMOLOGIA

Prof. Dr. Luis E. Abad Pedraza

TECNICATURA EN OFTALMOLOGIA

Primera Parte: Introducción a la Oftalmología Básica

Editorial Académica Española

Imprint
Any brand names and product names mentioned in this book are subject to trademark, brand or patent protection and are trademarks or registered trademarks of their respective holders. The use of brand names, product names, common names, trade names, product descriptions etc. even without a particular marking in this work is in no way to be construed to mean that such names may be regarded as unrestricted in respect of trademark and brand protection legislation and could thus be used by anyone.

Cover image: www.ingimage.com

Publisher:
Editorial Académica Española
is a trademark of
Dodo Books Indian Ocean Ltd. and OmniScriptum S.R.L publishing group

120 High Road, East Finchley, London, N2 9ED, United Kingdom
Str. Armeneasca 28/1, office 1, Chisinau MD-2012, Republic of Moldova, Europe
Printed at: see last page
ISBN: 978-3-8417-6446-1

TECNICATURA
EN
OFTALMOLOGÍA

Primera Parte: Introducción a la Oftalmología Básica

INTRODUCCION

La Oftalmología, como cualquier ciencia, experimenta continuos
cambios. A lo largo de finales del siglo pasado y principios de este,
las nuevas tecnologías de prevención, diagnóstico y tratamiento, la
aparición de fármacos para enfermedades que no tenían cura, los
avances en el diagnóstico y la aparición de nuevas técnicas quirúrgicas
han dado un enfoque positivo, dinámico, multicausal y social a la
disciplina, lo que ha planteado una nueva cultura de la salud visual.

Los optómetras y técnicos en Oftalmología se han caracterizado por poseer
un gran aprendizaje y adaptación a los cambios que van surgiendo en la
especialidad, lo que ha conferido a sus profesionales un carácter de
expertos, entrando a formar parte de un grupo multidisciplinar.

Los años 90 comienzan con una definición de la cartera de servicios
que identifica las actividades propias de los campos de diagnóstico y
tratamientos relacionados con la especialidad, las acciones derivadas
de las actividades de otros profesionales y las acciones de soporte para
facilitar la organización de los cuidados. Hoy en día, el reto para los
profesionales técnicos y auxiliares es la formación continua y exhaustiva
que les permita organizar servicios de interdependencia y realizar
guías de práctica clínica de forma conjunta con los facultativos.

Este manual, redactado de forma muy didáctica, nos va a ayudar en
este aprendizaje, a la vez que unifica criterios de actuación. Creo que es un
gran apoyo que seguro sabremos rentabilizar. Por eso, quiero apoyar con
este trabajo a todos los que necesiten continuar progresando en este bello
camino.

PRÓLOGO

La Oftalmología es la disciplina que estudia la visión, y todas las estructuras implicadas en este sentido, probablemente la que nos relaciona de forma más importante con nuestro entorno.

Como otras muchas especialidades médicas, el desarrollo de la Oftalmología, tanto a nivel hospitalario como en atención primaria, requiere del trabajo en equipo de diferentes profesionales, no solo de médicos especialistas, sino también de enfermeros/as, optometristas, auxiliares, técnicos, etc.

La mayoría de libros o manuales dedicados a la Oftalmología van dirigidos a oftalmólogos y, si bien es cierto que la materia es la misma para todos, el enfoque del trabajo para el desempeño de las funciones de cada profesional del día a día, varía de forma ostensible. Es por esto que nos decidimos a realizar este manual, para intentar aunar en lo posible aquellos conocimientos, tanto teóricos como prácticos, que ayuden a los profesionales no médicos que trabajan a diario en esta especialidad a desarrollar su actividad de forma más sencilla y reglada.
Este libro no es un tratado, sino como su nombre indica, un manual, por ello cualquier lector que quiera profundizar más a fondo en cualquiera de los temas que aquí se tratan, encontrará más información en los grandes tratados y libros de Oftalmología.

Con este manual se pretende ofrecer una herramienta útil, de bolsillo, de consulta rápida, para consultas o quirófano, para las personas implicadas en el manejo de pacientes oftalmológicos.

Espero que lo disfrutéis, y sobre todo que os sea de utilidad.

Prof. Dr. LUIS EMILIO ABAD PEDRAZA
AdmiraVisión, Barcelona, España

ÍNDICE

TECNICATURA OFTALMOLÓGICA EN QUIRÓFANO

TECNICATURA OFTALMOLÓGICA EN URGENCIAS

TECNICATURA OFTALMOLÓGICA EN INVESTIGACIÓN

INTRODUCCIÓN

La oftalmología es una especialidad particular, de ahí la necesidad de conocer sus características tanto a nivel de pacientes, exploraciones complementarias, enfermedades, etc. Con el fin de proporcionar el mejor trato posible a nuestros pacientes, optimizando los recursos, para conseguir el máximo grado de satisfacción de todas las partes implicadas.

Clásicamente el cuidado de los pacientes oftalmológicos corría a cargo casi exclusivamente de un oftalmólogo, como mucho con la ayuda de un/a enfermero/a, no existían auxiliares o técnicos en el área, ni tanto equipamiento de diagnóstico ni tratamiento. Pero el ojo, aunque es un órgano pequeño, es extremadamente complejo, de ahí que actualmente existan numerosas áreas o subespecialidades, con tipos de pacientes y formas de actuar bastante diferentes. Así, los pacientes afectos de glaucoma requieren de un manejo y de la realización de exploraciones complementarias muy diferentes a los pacientes con estrabismos o con patología oculoplástica.

El personal médico, de enfermería, optometría, auxiliar y técnico, que generalmente encontramos en las consultas y quirófanos de oftalmología, debe de familiarizarse con estas premisas, ya que entendiendo la especialidad y lo que la rodea, se entenderán mejor a los pacientes y se actuará mejor frente a ellos.

Aparte de la historia clínica y la exploración física, la oftalmología se apoya de manera muy importante en las exploraciones complementarias, esto hace que la especialidad esté muy ligada a la tecnología, y por lo tanto, obliga a todos los profesionales a estar convenientemente formados para usar e interpretar algunas técnicas que, por ser muy específicas, no suelen explicarse en profundidad en las escuelas de enfermería o de óptica y optometría, aunque se usen de forma rutinaria en las consultas de oftalmología.

**TECNICATURA OFTALMOLÓGICA
EN CONSULTAS**

1. LA HISTORIA CLÍNICA EN OFTALMOLOGÍA

Las enfermedades que afectan a la visión o a las estructuras relacionadas con ella pueden afectar a pacientes de cualquier edad, ocasionar alteraciones de la visión misma o provocar signos externos, dolor u otras molestias, etc.

La anamnesis en oftalmología debe ser dirigida. En general, interesa realizar una evaluación rápida del estado general del paciente, preguntando especialmente sobre algunas enfermedades que pueden afectar a la visión, tratamientos habituales y signos y síntomas por los que el paciente acude a la consulta de oftalmología.

Algunas enfermedades que pueden afectar a la visión y conviene registrar en el interrogatorio de los pacientes son:

- *Diabetes*
- *Enfermedades autoinmunes (artritis, lupus eritematoso, policondritis
  recidivante, síndrome de Sjögren, poliangeítis granulomatosa
  –antes llamada enfermedad de Wegener–, etc.)*
- *Hipertensión arterial*
- *Alteraciones de la tiroides*

Además, como en cualquier disciplina médica, interesa preguntar sobre hábitos de vida, alimentación, tóxicos, tabaco, alcohol o conductas sexuales de riesgo, ya que ciertas enfermedades oftalmológicas pueden estar relacionadas con ello.

También hay algunos fármacos que pueden afectar a la visión y conviene recogerlos durante la realización de la anamnesis, los más importantes en este sentido son:

- *Cloroquina / hidroxicloroquina*
- *Anticolinérgicos*
- *Antihistamínicos*
- *Etambutol*
- *Corticoides*
- *Amiodarona*
- *Isoniacida*
- *Tratamientos hormonales (anticonceptivos)*
- *Antidepresivos*
- *Antiagregantes / anticoagulantes (pueden favorecer la aparición de sangrados, especialmente si se plantea una cirugía ocular)*

Hay otros muchos fármacos que pueden afectar a la visión, por lo que siempre es importante recoger los tratamientos de los pacientes, así como alergias conocidas a fármacos.

Tras la anamnesis, se realiza una exploración física, específica de la especialidad. Dicha exploración consta de una parte común para todos los pacientes, seguida de algunas pruebas específicas en función de la patología que se sospeche.

La parte común en la exploración, que debe realizarse a todo paciente, consta de:

Toma de agudeza visual (AV), si es posible previamente se debe realizar una graduación óptica:

- *Evaluación de la motilidad extrínseca (MOE) y la intrínseca (pupilas)*
- *Evaluación de la presión intraocular (PIO). Puede realizarse*

*mediante sistemas de chorro de aire (no contacto) o mediante la
técnica de aplanación de Goldmann (contacto)*
- *Inspección del aspecto externo de los ojos y zona periocular*
- *Examen en lámpara de hendidura tanto del segmento anterior
ocular, como del polo posterior*

Hay otras exploraciones que se pueden realizar en consulta y no requieren
de ningún aparataje especial (aunque sí de algunos utensilios)
que se comentarán en la sección "otras técnicas exploratorias".

La parte específica suele constar de diferentes exploraciones
complementarias según la subespecialidad. Estas pruebas se irán
comentando con más detalle a lo largo del manual, pero a modo de
resumen se mencionan las siguientes:

- *Campimetría o perimetría: pacientes con glaucoma, otras
enfermedades del nervio óptico y/o enfermedades neurológicas*
- *Retinografía y angiografía: enfermedades de la retina y del
nervio óptico*
- *Tomografía de coherencia óptica (OCT): enfermedades de la
retina y del nervio óptico*
- *Topografía corneal: enfermedades de la córnea y cirugía refractiva*
- *Microscopía especular (contaje endotelial): sospecha de distrofias
corneales endoteliales*
- *Microscopía confocal: estudio de todas las capas de la córnea*

2. MATERIAL NECESARIO PARA LAS CONSULTAS

Existen ciertos aparatos o utensilios que son imprescindibles para
realizar una exploración oftalmológica básica (aparte de una mesa,
dos sillas regulables en altura, un lavabo...), otros son solo necesarios
para realizar ciertas técnicas exploratorias, por lo que puede ser
que no se encuentren en todos los casos:

- *Material imprescindible: lámpara de hendidura, optotipos
  para medir la AV, tonómetro, lentes para exploración del fondo
  de ojo, linterna, colirio de fluoresceína con anestésico y colirio
  midriático.*
- *Material para exploraciones específicas: cánulas de exploración
  lagrimal, dilatador de puntos lagrimales, indentador escleral,
  exoftalmómetro, regla, láminas pseudoisocromáticas,
  lentes de contacto para exploración ocular, otros colirios,
  retinoscopio,
  prismas, test de Schirmer, varillas de Maddox, fresador
  corneal, etc.*

3. FARMACOLOGÍA EN OFTALMOLOGÍA

La farmacología en oftalmología tiene varias particularidades derivadas
de las características anatómicas y fisiológicas tan especiales
que tiene el ojo, que es el órgano diana en la mayoría de los casos.

VÍAS DE ADMINISTRACIÓN

La primera particularidad se refiere a la vía de administración. El ojo
es un órgano en el que la entrada y salida de sustancias debe estar
regulada. Al fin y al cabo, el ojo es una prolongación del sistema nervioso
central, la retina y otras estructuras intraoculares son de origen
neuronal. Como ocurre con el cerebro y su barrera hematoencefálica,
el ojo está protegido por una barrera hematorretiniana; esta barrera
hace que la penetración de muchos fármacos administrados por vía
oral al interior del globo ocular sea insuficiente para tratar enfermedades,
de ahí que se investigue en nuevas vías de administración y
nuevas moléculas con mayor poder de penetración a través de esta
barrera.

Las vías de administración de fármacos en oftalmología son:

- ***Vía tópica: es la más extendida, se lleva a cabo mediante gotas, geles o ungüentos. Es ideal para el tratamiento de la patología del segmento anterior, ya que los fármacos administrados de esta forma penetran adecuadamente en la conjuntiva, la córnea o el iris. Sin embargo, es difícil conseguir concentraciones adecuadas de fármacos en la retina o la coroides mediante esta vía.***

Por convenio, los tapones de los botes de colirio tienen un código de color para su rápida identificación y para evitar errores; así, los anestésicos tienen un tapón amarillo, los midriáticos rojo, los mióticos verde, y el resto (antibióticos, lágrimas artificiales, etc.) blanco (Figura 1).

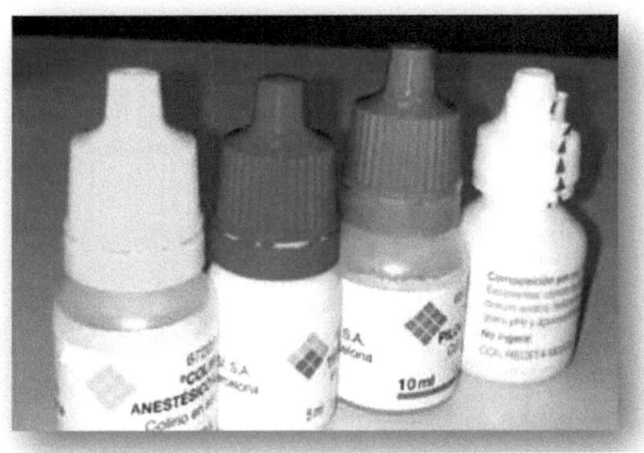

Figura 1. Diferentes botes de colirios con su código de color identificativo. ○ Anestésico ● Midriático ◕ Miótico ○ Otros.

- ***Vía intraocular:*** *mediante inyecciones intraoculares. Tiene la ventaja de que se pueden conseguir elevadas concentraciones del fármaco en el lugar donde queremos que actúe, como la retina.*

*Los inconvenientes son que se administra mediante técnicas
intervencionistas (inyección intraocular, intravítrea), que pueden
ocasionar complicaciones.*

- ***Vía periocular:*** *también mediante inyecciones que se administran
  alrededor del ojo. Tiene ventajas e inconvenientes similares
  a la vía intraocular. Se usa casi exclusivamente para inyectar
  anestésicos previos a cirugía ocular o antiinflamatorios corticoides.*

- ***Vía sistémica:*** *tanto vía oral como endovenosa. Algunos
  tratamientos se administran por esta vía, pero no es la de elección
  en oftalmología por lo que se comentó anteriormente: la mayoría
  de moléculas no alcanzan concentraciones óptimas en el órgano
  diana a las dosis estándares administradas.*

Como se ha comentado, lo más frecuente es la administración mediante
colirios.

ADMINISTRACIÓN DE TRATAMIENTOS POR VÍA TÓPICA EN OFTALMOLOGÍA

Debido a que la acción de administrar fármacos de manera tópica
es la maniobra que más se repite en relación a la farmacología
oftalmológica, tanto en consultas como en quirófano, por parte del
personal médico, de enfermería, optometría y auxiliar, pensamos que
es importante resaltar algunos principios básicos al respecto, aunque
como siempre, el mejor principio es el uso del sentido común:

- ***Lavarse las manos con agua y jabón y secarlas bien siempre
  antes y después de instilar colirios.***

- ***Como con cualquier maniobra médica, explicar al paciente lo
  que se le va a hacer; es importante que los pacientes colaboren,
  ya que de otra forma la aplicación de las gotas puede ser bastante***

complicada. Los pacientes colaboran mejor si saben lo que se les va a hacer.

- Asegurarse de que tenemos el colirio que realmente queremos instilar. Si no estamos seguros de cuando se ha abierto el colirio hay que desecharlo y abrir uno nuevo. Los frascos de colirio se pueden contaminar.

- Nunca tocar la punta del frasco ni con nuestras manos, ni con el ojo del paciente.

- Evertir ligeramente el párpado inferior hasta poder ver el fondo de saco conjuntival inferior.

- Si existe secreción en la superficie ocular, conviene primero lavar con suero fisiológico para eliminarla.

- Aplicar una o dos gotas del colirio en el fondo de saco; la punta del frasco debe situarse a 1-2 cm del mismo, ni más cerca, para evitar tocar el ojo del paciente, ni más lejos, para evitar la caída de la gota fuera del mismo.

- Si se desea conseguir la máxima concentración del colirio en la superficie ocular, o se quiere evitar en lo posible la absorción sistémica del fármaco, se puede presionar suavemente el canto interno ocular, así se minimiza el drenaje del fármaco por la vía lagrimal.

- Si hay que aplicar varios colirios al mismo tiempo, conviene dejar que pasen 3-5 minutos entre ambos.

FARMACOLOGÍA DIAGNÓSTICA
EN OFTALMOLOGÍA

Existen diversos fármacos que se usan para el diagnóstico de enfermedades oculares. Algunos ejemplos son:

- ***Fluoresceína:*** *es un colorante orgánico hidrosoluble. Se usa mucho en oftalmología, tanto de forma tópica, para diagnosticar problemas de superficie ocular (Figura 2) o para medir la presión intraocular (combinado con anestésico tópico), como en inyección endovenosa, para el estudio de la circulación ocular (angiografía con fluoresceína).*

- ***Verde de indocianina:*** *se usa inyectado por vía endovenosa para el estudio de la circulación coroidea (angiografía con verde de indocianina).*

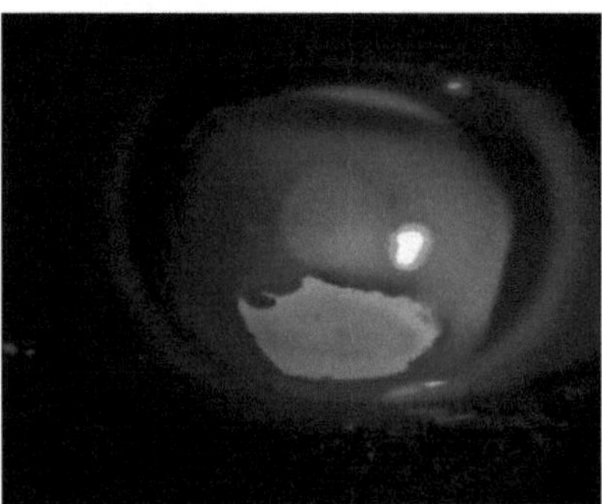

Figura 2. Defecto en el epitelio de la córnea puesto de manifiesto mediante la exploración con fluoresceína y luz azul.

- ***Rosa de Bengala:*** *en gotas, para el estudio de problemas de superficie ocular (¡mancha mucho!).*

- ***Verde de lisamina:*** *en colirio, para diagnosticar problemas de superficie ocular; su uso está menos extendido.*

- ***Midriáticos y ciclopléjicos (tropicamida, ciclopentolato, fenilefrina y atropina):*** *se usan de forma tópica, en colirio, con mucha frecuencia, tanto en consultas para el estudio del fondo de ojo, en quirófano previo a cirugía intraocular, o incluso de manera terapéutica para tratar procesos inflamatorios intraoculares.*

Existen diferencias importantes entre ellos y posibilidad de efectos secundarios, que pueden ser graves, por lo que su uso debe siempre estar indicado y supervisado por un oftalmólogo. Recientemente, se ha desarrollado un nuevo sistema de aplicación tópica de fármacos midriáticos (Mydriasert). Este nuevo sistema, en el que se asocian la fenilefrina y la tropicamida, se basa en conseguir la liberación lenta, sostenida y dirigida de los fármacos en el tejido diana. El dispositivo inerte en el que se encuentran adsorbidos los midriáticos se coloca en el fondo de saco conjuntival. El dispositivo permite una midriasis controlada, estandarizando la cantidad del fármaco aplicado, ya que el efecto de dilatación pupilar conseguido ya no dependerá de la cantidad de gotas y la forma en que estas se instilen (Figura 3).

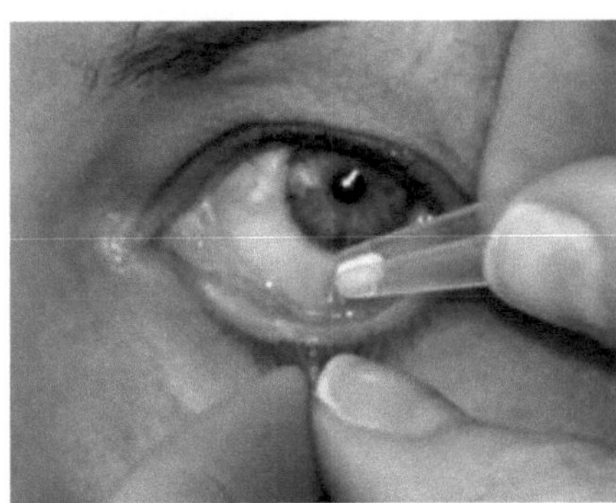

Figura 3. Inserto oftálmico insoluble conteniendo dos principios activos midriáticos, la fenilefrina y la tropicamida, como alternativa al uso de midriáticos tópicos en colirio.

- **Mióticos:** *la pilocarpina se administra en gotas, la acetilcolina
  por vía intracamerular (durante la cirugía); se usan para contraer
  la pupila. Su uso también debe estar supervisado por un médico.*

- **Anestésicos:** *se usan frecuentemente tanto en colirio, en
  inyección periocular o en inyección intraocular. Es importante
  usarlos bajo supervisión médica, y nunca usarlos como terapéutica,
  ya que pueden ocasionar efectos secundarios graves si se
  usan de forma prolongada. Su uso en quirófano se comentará en
  la sección correspondiente.*

FARMACOLOGÍA TERAPÉUTICA EN OFTALMOLOGÍA

Existen diversos grupos de fármacos usados para tratar los grandes
síndromes en oftalmología. Aunque no es el cometido de este manual
explicar y detallar cuáles son y para qué sirven cada uno de ellos,
describiremos brevemente los principales grupos de tratamiento:

- **Tratamiento del glaucoma:** *el glaucoma es uno de los principales
  síndromes en oftalmología; en su tratamiento se usan numerosas
  moléculas, casi todas en forma de colirio. Los principales
  grupos son los colinérgicos, los β-bloqueantes, los agonistas
  α-adrenérgicos, los inhibidores de la anhidrasa carbónica (algunos
  se usan por vía oral), los análogos de las prostaglandinas o
  los agentes osmóticos (se usan por vía oral o endovenosa).*

- **Tratamiento de las infecciones:** *existen numerosos agentes
  antiinfecciosos, presentados tanto en colirios, pomadas o para
  inyección intraocular, que se usan de forma rutinaria para tratar
  las infecciones en oftalmología. En ocasiones también se pueden
  indicar antibióticos por vía oral para tratar cuadros oftalmológicos.*

- ***Antiinflamatorios:*** *constituyen uno de los grupos más amplios de tratamiento. Existen dos grandes grupos, los antiinflamatorios no esteroideos (AINES), como el diclofenaco, el ketorolaco o el nepafenaco, y los glucocorticoides, como la dexametasona o la prednisolona. Normalmente se usan de forma tópica en colirios o pomadas, pero también tienen indicación en inyecciones intra y perioculares o por vía sistémica.*

- ***Tratamiento de las alergias:*** *existen numerosos cuadros que tienen una base alérgica en oftalmología; para ellos, además de tratamientos coadyuvantes con antiinflamatorios y lubricantes oculares, se usan los antialérgicos, normalmente de forma tópica en colirios. Existen algunos con acción única (antihistamínicos) y otras que además de esta acción son estabilizadores de los mastocitos.*

- ***Lubricantes y lágrimas artificiales:*** *constituyen uno de los grupos farmacológicos más usados en oftalmología. Se usan fundamentalmente para tratar el ojo seco, pero también como adyuvantes en cualquier proceso que afecte a la superficie ocular, como alergias o infecciones. Existen múltiples principios activos (carbómero, carmelosa, ácido hialurónico, trehalosa, etc.) y formas de presentación (gotas, geles, pomadas).*

Las formulaciones tópicas son la forma de uso de la mayoría de los tratamientos en oftalmología. A esto hay que añadirle que en algunos casos, para determinadas enfermedades oculares, las formulaciones oftálmicas necesitan de una administración crónica para garantizar su eficacia. Muchos de los tratamientos que se han citado anteriormente incluyen habitualmente en su formulación determinados conservantes. Los agentes conservantes, cuyo objetivo único es el de preservar la formulación de la contaminación microbiana una vez abierto el envase, se han asociado a cierto grado de toxicidad en el epitelio corneal, lo cual agravará un problema preexistente (en el caso de un tratamiento para el síndrome de ojo seco) o creará uno nuevo (en el caso de un tratamiento para el glaucoma). De todos los conservantes, el más utilizado es el cloruro de benzalconio, aunque en la actualidad existen algunos otros (conservantes ionizados, complejos de cloro y oxígeno y perboratos sódicos), los cuales, aparentemente, no causarían un grado de toxicidad tan importante como la inducida por el cloruro de benzalconio.

El gran avance en la formulación de los tratamientos tópicos oftalmológicos ha sido el desarrollo de tratamientos sin conservantes en envases monodosis, o bien la incorporación de filtros esterilizantes en los envases multidosis (sistema ABAK; Figura 4). Estas formulaciones están especialmente indicadas en pacientes que requieren una frecuencia de instilación del tratamiento elevada (3-4 veces al día), en aquellos cuyas terapias sean de tipo crónico y en portadores de lentes de contacto, entre otros.

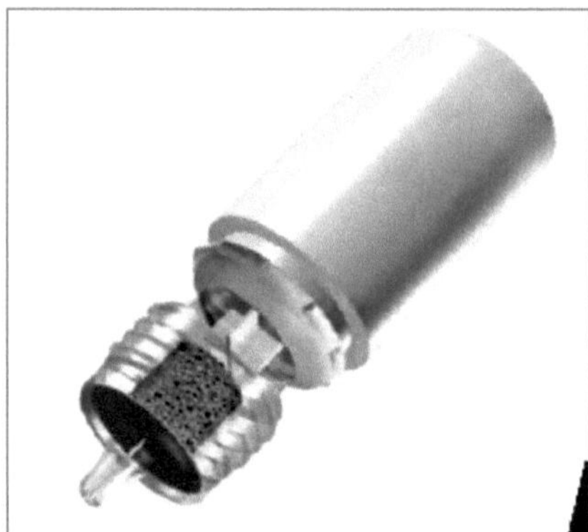

Figura 4. El contenido del interior del vial permanece estéril gracias a la incorporación de un filtro esterilizante que sustituye a la necesidad de uso de los conservantes.

4. LA VISIÓN

La visión es el sentido que nos permite interpretar nuestro entorno mediante la captación de la información luminosa que nos llega de él.

El ojo es el órgano receptor de estos estímulos lumínicos, que después son transportados mediante las vías visuales al cerebro, donde estas señales son interpretadas y hechas conscientes. La visión es el principal mecanismo de relación con el medio tanto en humanos como en muchas otras especies animales.

La visión, en sentido amplio, consta de varias funciones, con características y métodos de exploración diferentes. Para que la visión sea correcta, todas estas funciones deben encontrarse también en buen estado, aunque es cierto que algunas funciones son más importantes para el desarrollo de nuestras actividades cotidianas, como la agudeza visual o el campo visual.

AGUDEZA VISUAL (AV)

Se define la AV como la capacidad del sistema visual de percibir dos estímulos luminosos separados por un determinado espacio; sería como la capacidad de resolución del sistema visual. Para entendernos, una persona con buena AV es capaz de ver dos objetos como independientes cuando los mira bajo unas condiciones de iluminación y distancia determinados; por el contrario, otra persona con mala AV, en las mismas condiciones de iluminación y distancia, no será capaz de distinguirlos y los vería como uno solo, o incluso difuso y mezclado con otras estructuras del entorno.

La AV se explora mediante optotipos, que son láminas con letras, números o figuras, de diferentes tamaños, correspondiéndole a cada línea una determinada AV. Como se puede entender, la exploración de la AV debe realizarse siempre a una distancia determinada, igual para todos los sujetos. Cuando se instalan los optotipos en consultas, estas distancias se tienen en cuenta. Hoy en día, la mayoría de optotipos se presentan mediante proyectores que se controlan con un mando a distancia. Como se ha comentado, los optotipos pueden contener letras (los más usados), anillos de Landolt, E de Snellen, dibujos (como los conocidos optotipos de Pigassou para los niños), etc. (Figura 5).

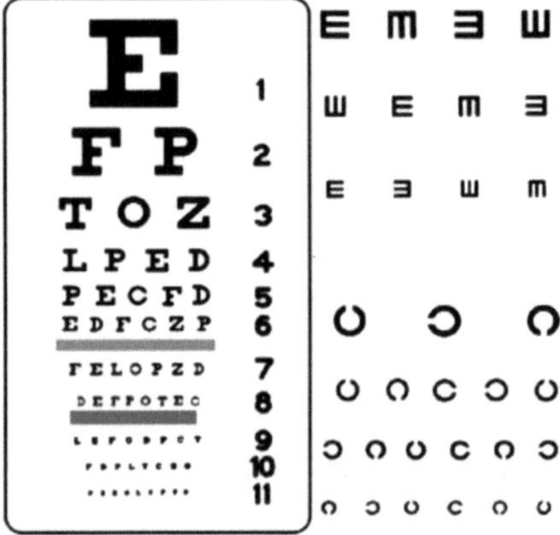

Figura 5. Diferentes tipos de optotipos para la exploración de la agudeza visual.

La nomenclatura para expresar la AV también puede variar entre centros o entre países. En España, lo más común es usar la expresión decimal, pero existen otras formas, igualmente válidas, usadas en otros países por consenso o cuando se están realizando estudios de investigación. Cuando un paciente no ve los objetos más grandes que se presentan en el optotipo, se suele proceder de la siguiente manera: primero se le muestran dedos a una cierta distancia para ver si es capaz de contarlos; hay que mostrar al menos tres alternativas, no vale con una para darlo por válido y si no los ve nos acercamos. Si no puede contar dedos a 50 cm, pasamos a realizar movimientos con nuestra mano para ver si los detecta. Igual que antes, si no la ve nos vamos acercando. Si tampoco ve el movimiento de las manos, pasamos a iluminar directamente el ojo del paciente para ver si puede percibir la luz o no. Si la percibe, incluso se puede variar el ángulo de incidencia de la misma para ver si la localiza. Si el paciente no percibe la luz se considera que el ojo es totalmente ciego. (Figura 6).

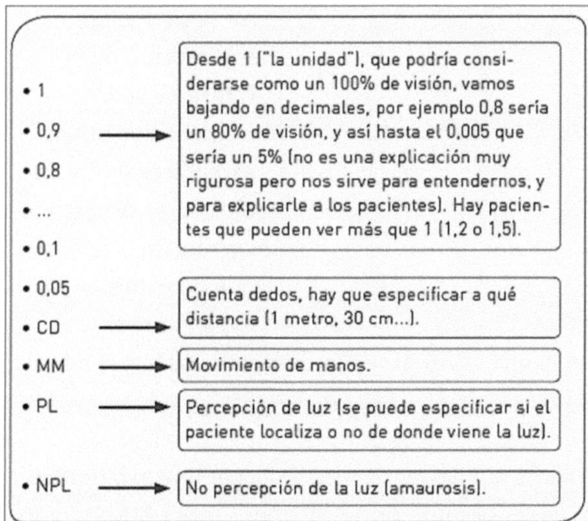

Figura 6. Expresión estándar de la agudeza visual en España y su significado.

Pies (EEUU)	Metros (UK)	LogMar	Escala Decimal	ETDRS
20/400	6/120	+1,3	0,05	20
20/320	6/95	+1,2	0,063	25
20/250	6/75	+1,1	0,08	30
20/200	6/60	+1	0,10	35
20/160	6/48	+0,9	0,125	40
20/125	6/38	+0,8	0,16	45
20/100	6/30	+0,7	0,20	50
20/80	6/24	+0,6	0,25	55
20/63	6/19	+0,5	0,32	60
20/50	6/15	+0,4	0,40	65
20/40	6/12	+0,3	0,50	70
20/32	6/9,5	+0,2	0,63	75
20/25	6/7,5	+0,1	0,80	80
20/20	6/6	0	1	85
20/16	6/4,8	-0,1	1,25	90
20/12,5	6/3,8	-0,2	1,60	95
20/10	6/3	-0,3	2	100

Un tema importante, que aunque pueda parecer muy obvio no siempre lo es para quien está empezando, es que la AV (y cualquier exploración de la función visual) siempre tiene que explorarse de forma unilateral, ocluyendo correctamente el ojo que no está siendo explorado.

Figura 7. Equivalencia de agudeza visual según diferentes sistemas de expresión.

En algunos casos particulares puede ser de interés hacer una exploración binocular, pero en estos casos siempre primero ambos ojos por separado.

REFRACCIÓN

La refracción es un principio físico que indica el cambio de dirección que experimenta una onda al pasar de un medio a otro. Como las ondas luminosas atraviesan diferentes medios del ojo hasta llegar a la retina, estas pueden sufrir diferentes cambios que van a influir en la percepción de las imágenes.

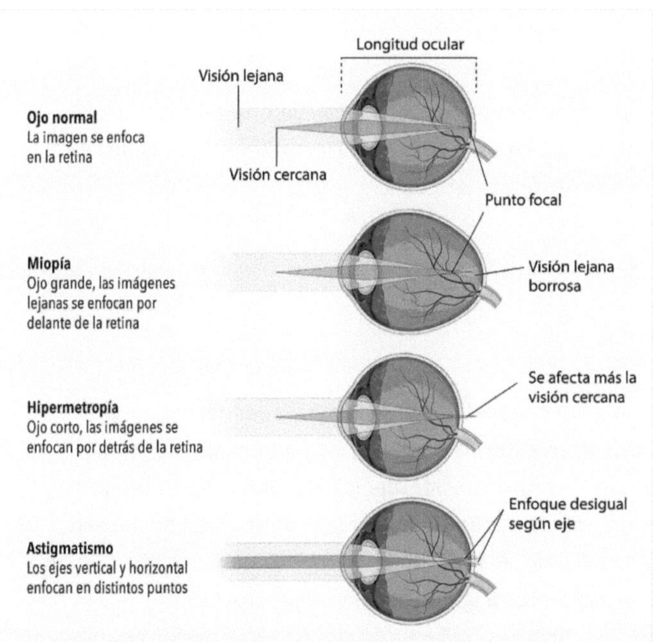

Figura 8. Representación de algunos errores refractivos del ojo (miopía e hipermetropía)

En oftalmología y óptica se usa este término para referirse al poder en dioptrías que tiene un ojo para modificar los rayos luminosos, y que determina que las imágenes se enfoquen de forma nítida o no en la retina. En los casos en los que el ojo tiene un poder dióptrico anómalo, es necesario realizar una corrección óptica mediante lentes.

Los principales errores refractivos del ojo son la miopía, la hipermetropía y el astigmatismo (Figura 8). Los errores refractivos se corrigen mediante lentes, que pueden colocarse montadas en gafas, en lentillas o implantadas a nivel intraocular.

Otro problema que también se corrige mediante lentes es la presbicia, también conocida como vista cansada. La presbicia se refiere a la dificultad creciente del cristalino para enfocar las imágenes de

cerca; se debe al proceso fisiológico de envejecimiento y aparece en
general a partir de los 40 años.

La evaluación de la refracción es fundamental, ya que es la principal
causa de alteración visual en los pacientes. Normalmente la realizan
los oftalmólogos y los optometristas.

VISIÓN CROMÁTICA

La visión cromática es la capacidad del sistema visual para distinguir
colores. Existen tres tipos diferentes de conos (células de la retina
encargadas de recoger la información del color), que responden a
las diferentes longitudes de onda de la luz, que definen tres colores
básicos del espectro visible: el azul, el verde y el rojo. Esta información
se transmite a lo largo de toda la vía visual y se interpreta
en el cerebro. Las alteraciones de la visión del color se denominan
discromatopsias; existen muchos tipos, la más conocida es la
discromatopsia congénita o daltonismo, pero también cualquier alteración
de la retina o del nervio óptico puede ocasionar este problema.

La exploración de la visión del color se puede realizar mediante diferentes
test; los más usados son las láminas pseudoisocromáticas, de las que hay
dos tipos, las de Ishihara, probablemente las más extendidas en la clínica,
y las de Hardy Hand Ritter (HRR) (Figura 9).

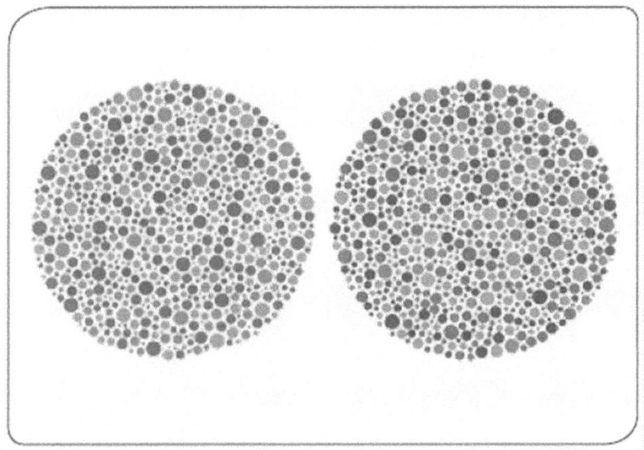

Figura 9. Láminas pseudoisocromáticas de HRR para la exploración
de la visión del color.

La exploración usando estos test se basa en la presentación de las
láminas al paciente, siempre de forma unilateral, en unas condiciones
adecuadas y estandarizadas de iluminación, apuntando cada vez
el número de aciertos y teniendo en cuenta que cada test tiene una
interpretación en cuanto a lo que se considera normal o patológico.
Hay otros métodos más complejos que se usan en casos especiales
o en investigación, como el test de Farnsworth o el test de Lanthony.

VISIÓN DEL CONTRASTE

La visión del contraste define la capacidad del sistema visual para detectar
diferencias en la intensidad del contraste. Es uno de los tipos de AV
que puede determinarse. Aunque normalmente no se explora de forma
rutinaria en la clínica, actualmente se sabe que la visión de contraste
está muy relacionada con la capacidad de percepción de profundidad y
con otras funciones que afectan directamente a la calidad de vida visual
de los pacientes. En investigación sí se usa mucho para estudiar problemas
de la vía visual.

El test más usado para explorar la sensibilidad al contraste son las cartas
de Pelli-Robson. Estas cartas son similares a las de Snellen de AV de
alto contraste, pero aquí el tamaño de las letras se mantiene constante,
y lo que varía es el contraste de las mismas respecto al fondo (Figura 10).

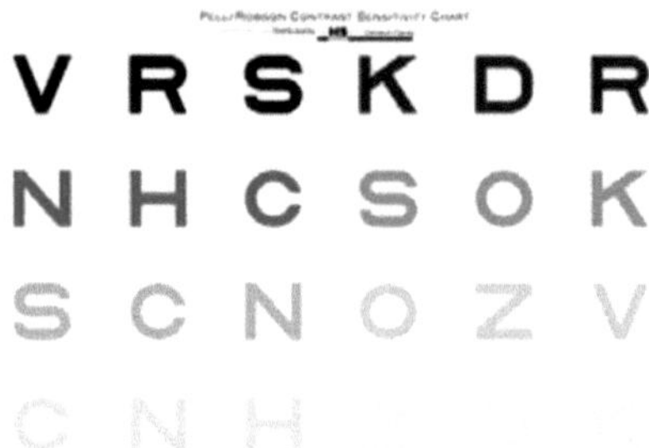

Figura 10. Cartas de Pelli-Robson para la exploración de la visión del
contraste.

5. LÁMPARA DE HENDIDURA
Y TONOMETRÍA

El examen en lámpara de hendidura, normalmente combinado con la tonometría, constituye el principal método de exploración clínica en oftalmología que debe realizarse a todo paciente.

La lámpara de hendidura fue inventada por el premio Nobel sueco Allvard Gullstrand en 1911. Desde entonces, han surgido algunas modificaciones y mejoras, pero los principios siguen siendo como los originales; se basa en la combinación de una lámpara y un microscopio binocular de bajo aumento (entre 6x y 40x), con un brazo móvil que permite moverlo para buscar y enfocar las diferentes estructuras del ojo y el área periocular.

La oftalmología es una especialidad muy visual; como ocurre en otras disciplinas, como la dermatología, nosotros podemos ver la patología. Lo que ocurre es que el ojo y sus estructuras tienen dos características que nos dificultan esta visualización: son muy pequeños y, sobre todo, las estructuras intraoculares están muy oscuras. Ambos inconvenientes son salvados gracias al uso de la lámpara de hendidura, que aumenta e ilumina.

La posibilidad de modificar el haz de luz para que sea difuso, un círculo o una línea (hendidura) que podemos inclinar, hace que podamos observar las diferentes estructuras del ojo; así usamos la iluminación difusa para las estructuras de la superficie ocular, párpados, etc., y la hendidura para "cortar" mediante dicho haz de luz los medios transparentes del ojo, como la córnea o el cristalino, y así poder estudiar su aspecto.

Frecuentemente se pueden usar lentes, de diferente poder dióptrico, que, colocadas entre la fuente de luz y el ojo del paciente, nos permiten la exploración del fondo de ojo. También hay lentes de contacto que se usan para explorar diferentes estructuras intraoculares, como el ángulo iridocorneal o la retina.

La lámpara de hendidura nos permite una visión de estructuras microscópicas (¡es posible incluso ver los hematíes en movimiento en el interior de los capilares de la conjuntiva!) y una visión directa *in vivo* y de forma binocular (por lo tanto, tridimensional), por lo que constituye el método de exploración más importante en la especialidad y todos los especialistas implicados en el cuidado de pacientes oftalmológicos deben conocerla y saberla usar (Figura 11).

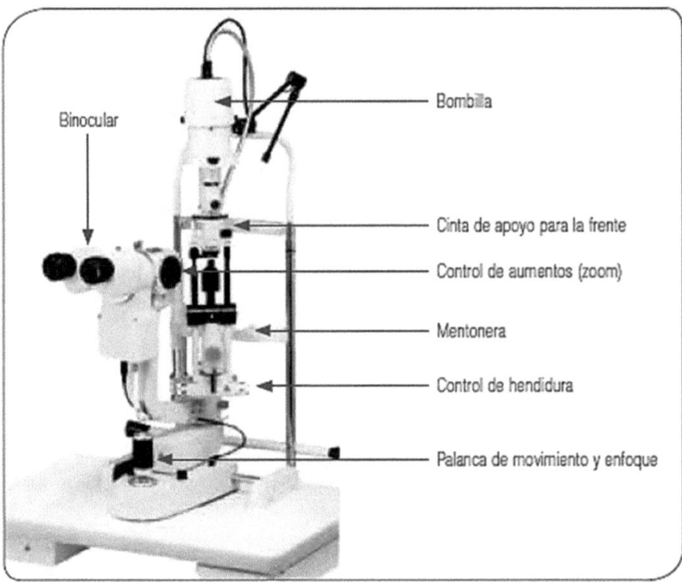

Figura 11. La lámpara de hendidura.

EXPLORACIÓN MEDIANTE LÁMPARA DE HENDIDURA

El uso de la lámpara de hendidura resulta sencillo, aunque conviene estandarizar la exploración y al principio acostumbrar nuestro ojo a

su uso. Con el tiempo seremos capaces de ser más eficaces en su
uso, ver más estructuras y movernos por el ojo con más soltura.

- ***Posición del paciente:*** como en otras exploraciones de la
  especialidad,
  resulta de suma importancia y siempre tenemos que
  asegurarnos de que el paciente está bien colocado, de lo contrario
  la exploración no podrá realizarse de forma correcta. El
  paciente debe estar sentado de forma cómoda, con la barbilla
  apoyada en la mentonera y la frente sobre la cinta de plástico.

Debemos regular la altura de la lámpara, de la mentonera y de la
silla del paciente hasta alcanzar la posición correcta (Figura 12).

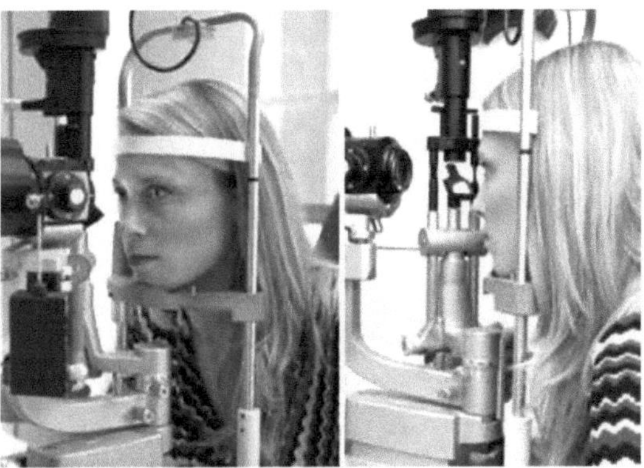

Figura 12. Posición correcta del apoyo de la cabeza del paciente en la
lámpara de hendidura para realizar una adecuada exploración del ojo.

- ***Encendido de la lámpara:*** Antes de colocar a vuestro primer
  paciente, aseguraos de que sabéis donde se enciende la lámpara y
  de que la
  bombilla no esté fundida.

- ***Tipos de luz:*** la lámpara ofrece diferentes haces de luz: en
  color, en intensidad y en tamaño. La luz que usaremos en la mayoría

de los casos es la blanca, que sirve para realizar cualquier
tipo de exploración. A veces interesa comenzar con una intensidad
baja o media, ya que algunos pacientes tienen fotofobia y necesitan
un tiempo de adaptación. Las luces verde y azul sirven para facilitar
algunas exploraciones; la más usada es la azul, que resalta la
fluoresceína acumulada en los defectos de la superficie ocular
(erosiones o úlceras corneales). El tamaño del haz de luz sirve para
medir estructuras, o para ayudarnos a identificar ciertas estructuras
o lesiones, como la presencia de células inflamatorias en la cámara
anterior, que se observan con un haz de luz muy pequeño). Todos
los controles para regular estas funciones se encuentran en el
mismo sitio en la mayoría de lámparas. El regulador del grosor de la
luz, para conseguir la hendidura, se encuentra en el brazo oscilante,
donde debemos colocar una de nuestras manos en todo momento
(Figura 13).

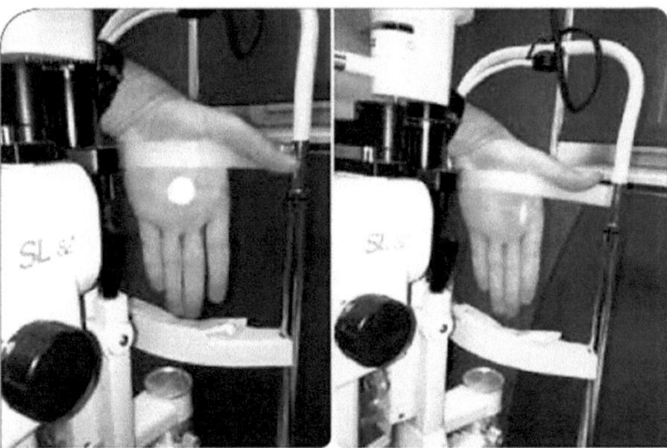

Figura 13. Diferentes tipos de luz de la lámpara de hendidura.

- ***Posición del explorador:*** nosotros también debemos de adoptar
  una posición cómoda, cuidado con la espalda y el cuello, ya
  que si no estamos cómodos podemos sufrir problemas
  osteomusculares derivados de malas posturas. Lo primero es
  regular nuestra distancia interpupilar; al principio puede costar,
  pero es fundamental hacerlo, ya que si no se consigue, no

tendremos visión binocular ni tridimensionalidad (paciencia si al principio cuesta, todos lo consiguen). Una recomendación: cuando estéis empezando y ni siquiera sepáis si estáis viendo en binocular o no, ocluid un ojo y el otro alternativamente, con cada uno de los ojos tenéis que ver algo, con pequeñas diferencias de inclinación. Colocaremos una de nuestras manos en la palanca que permite mover la lámpara, y la otra en la rueda que permite abrir o cerrar la hendidura de luz.

- *Enfoque:* el enfoque de la lámpara es muy sencillo y va ligado al movimiento de la misma. Al principio, tras colocaros frente a la lámpara, puede ser que no veamos nada. Tenemos que mover la lámpara para acercarla al ojo del paciente: poco a poco iremos viendo más nítido. Una vez que estamos viendo de forma razonable, usaremos la palanca para mover de forma fina la lámpara y enfocarnos en las distintas estructuras del globo. Recordad, si estamos viendo de forma nítida el párpado y queremos ver la conjuntiva, tendremos que acercarnos más, y viceversa.

- *Metodología sistemática de exploración:* si seguimos una misma estructura al realizar la exploración en todos los pacientes no se escapará nada. Primero se realiza una exploración del área periocular, incluyendo párpados, pestañas, puntos lagrimales, etc. Después pasamos al estudio de la superficie ocular, que incluye la conjuntiva bulbar y palpebral y la córnea. Interés de evertir los párpados con cuidado para ver los fondos de saco. Después se pasa al estudio intraocular; el iris, la cámara anterior y el cristalino. Por último, con la ayuda de las lentes comentadas anteriormente, se explora la cavidad vítrea, la retina y el nervio óptico (Figura 13). Siempre interesa seguir este orden, ya que, por ejemplo, si nos sentamos y pasamos directamente al estudio del fondo de ojo, podemos pasar por alto un pequeño tumor palpebral, que podría tratarse de una neoplasia maligna...
Pensad que cuando observamos una estructura concreta, nuestra atención se focaliza en unos pocos milímetros y puede ser

que no nos percatemos de algo que tenemos justo al lado.

- ***Prestar atención a la cabeza del paciente:*** seguro que a estas alturas ya no tiene la cabeza apoyada en la cinta.

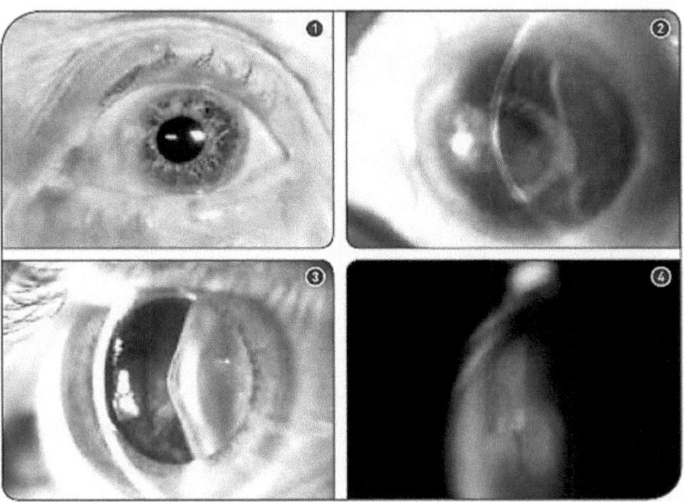

Figura 14. Sistemática de exploración ocular en la lámpara de hendidura.

1. Inspección
externa de párpados, puntos lagrimales, conjuntiva, esclera, córnea, etc.
2. Exploración de la córnea y la cámara anterior con la hendidura. 3.
Exploración del cristalino y el vítreo anterior. 4. Exploración del fondo de
ojo con lentes de aumento.

TONOMETRÍA

La tonometría consiste en la medida de la presión intraocular. Existen
diferentes métodos para realizar esta exploración:

- ***Tonometría de aplanación (Goldmann):*** es el método más preciso.

Este tipo de tonómetros se encuentran asociados a una lámpara de hendidura (Figura 15) (existe un modelo portátil llamado tonómetro de Perkins). Previamente hay que instilar una gota de fluoresceína con anestésico. En la lámpara de hendidura usaremos la luz azul. Hay que tener en cuenta que este método es de contacto, por lo que pueden ocasionarse lesiones en la superficie ocular si no se realiza correctamente.

- ***Tonometría sin contacto:*** es un método de cribado, por lo que es poco preciso. Se basa en la emisión de un chorro de aire que aplana la córnea. A pesar de ser un método menos fiable, es sin contacto y, por lo tanto, totalmente incruento, por lo que puede usarse por personal de optometría, enfermería o auxiliares sin necesidad de supervisión.

- ***Tonometría digital:*** consiste en la palpación del globo para intentar establecer si su tono es normal o no. Obviamente es un método muy grosero e inexacto, que tan solo en manos muy experimentadas tiene validez. Queda reservado a aquellos casos en los cuales por alguna razón sea imposible usar alguno de los métodos anteriores.

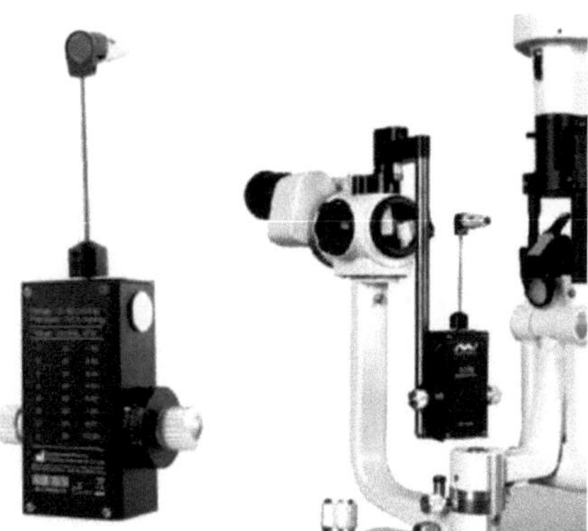

Figura 15. Tonómetro de aplanación acoplado a la lámpara de hendidura.

6. EXPLORACIONES COMPLEMENTARIAS

BIOMETRÍA OCULAR

La biometría consiste en la obtención de ciertas medidas del globo ocular. Se realiza fundamentalmente para el cálculo de la lente intraocular (LIO) que se tiene previsto implantar durante la cirugía de catarata.

Los biómetros más usados son los de contacto y los de sin contacto (IOL-Master). Los primeros usan ultrasonidos (ver sección Paquimetría) y ofrecen una medida de la longitud axial del globo. Además de esta medida, el IOL-Master calcula la profundidad de la cámara anterior y de la curvatura corneal (queratometría). Con estas medidas y el uso de ciertas ecuaciones matemáticas, se puede calcular la LIO a implantar en ese ojo para obtener la refracción deseada. En el caso del biómetro de contacto, es necesario realizar la queratometría mediante un queratómetro o topógrafo para obtener estas medidas y poder calcular la LIO.

Para la realización del IOL-Master, el paciente se coloca sentado con la cabeza apoyada en la mentonera y la cinta para la frente. La prueba es indolora y las medidas se obtienen en unos segundos. El explorador introduce ciertos parámetros en el aparato, que ofrece un informe en el que se observan tanto las medidas mencionadas como los diferentes tipos de LIO y la graduación con la que quedaría el paciente con cada una de ellas (Figura 16). Hay que tener en cuenta que todas estas medidas y cálculos son aproximados, por lo que siempre cabe la posibilidad de una cierta variabilidad que el paciente debe conocer. No obstante, esta variabilidad es mínima, y en la mayoría de los casos no reviste importancia.

Como se comprende de lo anterior, la importancia de la biometría es crucial debiendo ser realizada de forma previa a la cirugía de cataratas o cristalino transparente. Una biometría mal hecha (por mala técnica, datos mal introducidos o cualquier otro error) puede conllevar a la implantación de una LIO errónea, lo cual podría requerir de una nueva cirugía de recambio de LIO si el defecto refractivo residual es intolerable para el paciente.

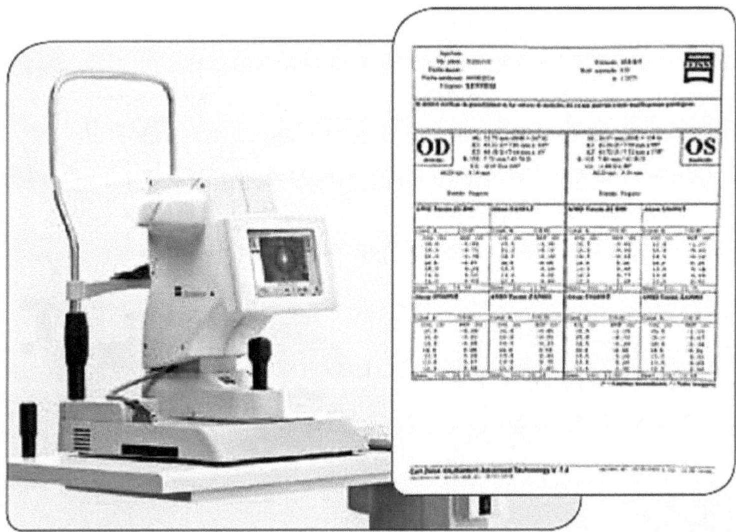

Figura 16. Biómetro IOL-Master y ejemplo de informe de biometría.

PAQUIMETRÍA CORNEAL

La paquimetría es la exploración mediante la cual podemos medir el grosor central de la córnea de forma no invasiva.

La medida media del grosor corneal en el adulto está en torno a 550 micras. Este dato es especialmente relevante a la hora de poder ajustar la medida de la PIO, ya que córneas más gruesas o más delgadas sesgan la medida de la PIO: la medida de la PIO será más alta cuando la córnea sea más gruesa y más baja cuando sea más

delgada. Además, la paquimetría puede detectar edemas
corneales subclínicos, como los que sufren los pacientes con distrofias
endoteliales.

La paquimetría puede realizarse mediante luz (usando el topógrafo) o
mediante ultrasonidos (paquimetría de contacto). En el segundo caso
es conveniente aplicar previamente colirio anestésico unos minutos
antes de la prueba para evitar molestias. La sonda de ultrasonidos
debe contactar de forma perpendicular con el centro de la córnea,
evitando desplazamientos, una presión que deforme la córnea o
aplicaciones de la sonda oblicuas o descentradas. El ultrasonógrafo
obtiene varias medidas y ofrece una media de las mismas. La paquimetría
sin contacto, mediante topografía corneal, se realiza de forma
automática durante el citado proceso (ver siguiente apartado).

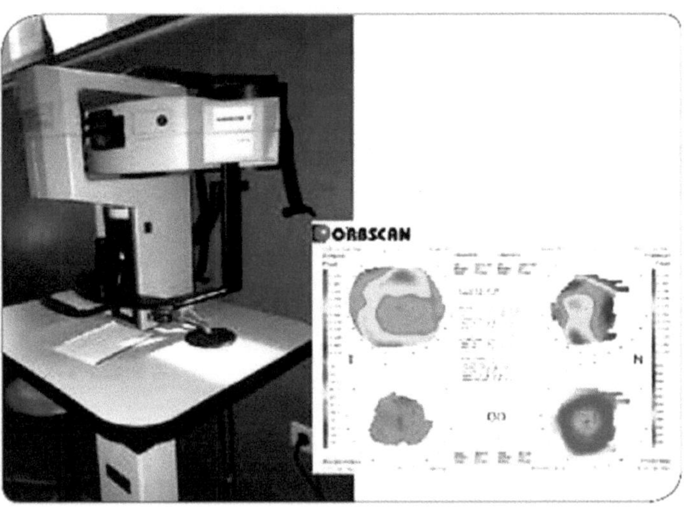

Figura 17. Topógrafo corneal y ejemplo de informe de topografía.

TOPOGRAFÍA CORNEAL

El topógrafo es un instrumento no invasivo, que usa la luz para poder
obtener un mapa de la superficie de la córnea, tanto de su cara anterior
como posterior (según el tipo de topógrafo). También se ofrecen

estimaciones de otras medidas, como del grosor corneal (paquimetría) o de la profundidad de la cámara anterior. El mapa de la córnea indica la curvatura que esta tiene en sus diferentes ejes y ofrece valores numéricos y mapas de color.

Para la realización de la prueba, el paciente se coloca sentado, con la cabeza apoyada en la mentonera y en la cinta que tiene el topógrafo y mirando a un punto central. La exploración se realiza en tan solo unos segundos. El resultado de la prueba se obtiene en un informe (Figura 17). La topografía es una prueba muy útil en la evaluación refractiva de la córnea.

PAQUIMETRÍA (espesor corneal)

Grosor corneal central (μm)	Valor a corregir en mmHg
445	+7
455	+6
465	+6
475	+5
485	+4
495	+4
505	+3
515	+2
525	+1
535	+1
545	0
555	-1
565	-1
575	-2
585	-3
595	-4
605	-4
615	-5
625	-6
635	-6
645	-7

Figura 18. Ajuste de los valores de la PIO (mmHg) según el grosor corneal central (fórmula de N. Ehlers).

CONTAJE ENDOTELIAL /
MICROSCOPIO ESPECULAR

Como su nombre indica, la técnica del contaje endotelial consiste en obtener una imagen del endotelio de la córnea, sobre el que se pueden localizar las células endoteliales y así evaluar tanto su tamaño y su forma, como estimar su número. La exploración se realiza mediante un microscopio especular que utiliza luz. Es una prueba incruenta que se realiza en tan solo unos segundos (Figura 19).

Las células endoteliales de la córnea son fundamentales para mantener el grado de deshidratación relativa de este órgano, imprescindible

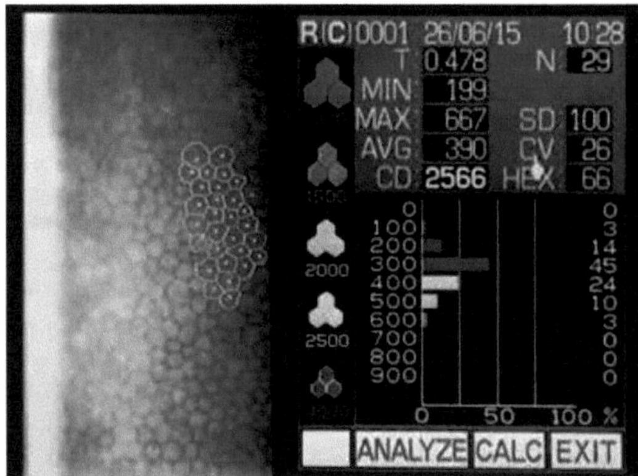

Figura 19. Resultado de la prueba de microscopía especular, donde a la izquierda se observa la morfología celular del tejido corneal y a la derecha se da información sobre el número de células.

ESTUDIO DEL CAMPO VISUAL

El campo visual (CV) se define como el espacio en el que un sujeto es capaz de ver objetos, manteniendo la mirada en un punto fijo y sin mover la cabeza. La exploración del CV se denomina perimetría si se realiza sobre una superficie curva, o campimetría si se realiza sobre una superficie plana.

Las alteraciones del CV se pueden observar en procesos que afectan
a cualquier nivel de la vía visual (retina, nervio óptico, quiasma óptico,
vías retro-quiasmáticas).

Para la realización de la prueba se usa un campímetro o perímetro.
Los más usados son el perímetro de Humphrey y el de Octopus.
Previamente se realiza una graduación óptica y se corrigen los defectos
refractivos que el paciente tenga. El sujeto a explorar se sienta y mira
un punto fijo que se le muestra en el perímetro. Durante la prueba,
que dura varios minutos, aparecen puntos luminosos de forma
consecutiva en toda la extensión del CV; cada vez que el paciente ve un
punto debe accionar un pulsador. El resultado de la prueba se recoge
en un informe (Figura 20). Normalmente, se realiza el CV para cada
uno de los dos ojos por separado. También existen ocasiones en las
que se puede realizar un CV binocular.

Para la evaluación del CV es muy importante la correcta realización
de la prueba. Al ser un test subjetivo, cabe la posibilidad de errores
que, si son muy numerosos, invalidan la prueba. Los test de fiabilidad
(falsos positivos, falsos negativos y pérdidas de fijación) nos indican
si la prueba es útil o no; en el caso que no lo sea, puede repetirse.

La realización del CV también puede verse afectada por el proceso
de aprendizaje; por ejemplo, un paciente puede hacer un CV en el
que se observen algunos errores y repetirlo al tiempo obteniendo un
resultado mejor; esto puede deberse a una mejora en la patología del
paciente o a que este ha aprendido a hacer la perimetría. Todos estos
factores deben tenerse en cuenta antes de darlo por bueno y pasar a
analizar un informe de CV.

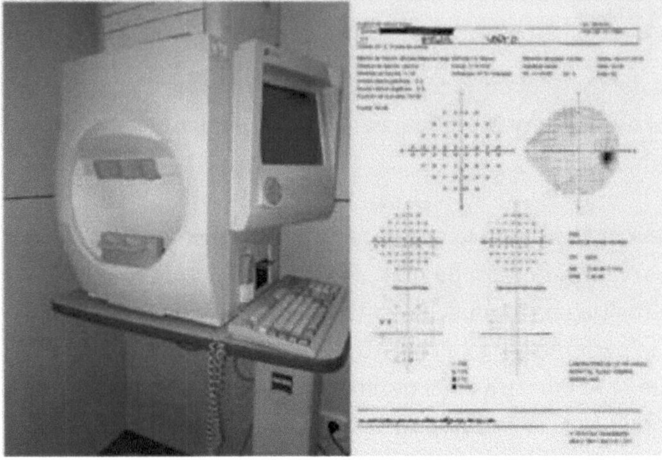

Figura 20.
Perímetro de Humphrey y ejemplo de informe obtenido.

RETINOGRAFÍA

Se denomina retinografía a la obtención de una fotografía del fondo de ojo. Las retinografías pueden ser de diferentes tipos, en función de la necesidad de usar colirios midriáticos o no, y del ángulo que se obtiene con la foto de una sola toma. Actualmente la mayoría de los retinógrafos usados son no midriáticos, por lo que permiten obtener imágenes del fondo de ojo sin necesidad de dilatar al paciente.

Además, recientemente se han incorporado al arsenal diagnóstico los retinógrafos de campo amplio, mediante los cuales es posible obtener capturas de más de 200º del fondo de ojo en una sola toma (Figura 21).

Al ser la oftalmología una especialidad muy visual, y aun siendo capaces de ver la patología en la exploración directa, es muy importante poder plasmar estos hallazgos mediante la fotografía para su diagnóstico, consulta, presentación, exposición, etc.

Como en la mayoría de exploraciones oftalmológicas, el paciente se coloca sentado, con la cabeza apoyada en una mentonera y la frente en una cinta de plástico; el explorador enfoca la imagen y esta se obtiene en un instante.

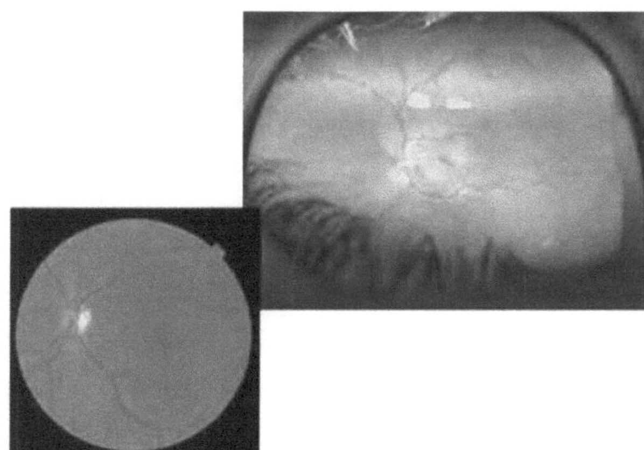

Figura 21.
Retinografía estándar (A) y retinografía de campo amplio (B).

TOMOGRAFÍA DE COHERENCIA ÓPTICA (OCT)

La OCT es una técnica no invasiva que usa luz, mediante la que es posible obtener imágenes de la retina y del nervio óptico con una resolución de micras. Los nuevos tomógrafos de alta resolución ofrecen cortes que prácticamente equivalen a obtener una imagen histológica de la retina *in vivo*.

Las imágenes de OCT permiten realizar una evaluación anatómica de la retina, especialmente en el área macular; así mismo, es posible medir y cuantificar el grosor y volumen de las diferentes capas de la retina para detectar aumentos o atrofias de las mismas (Figura 22).

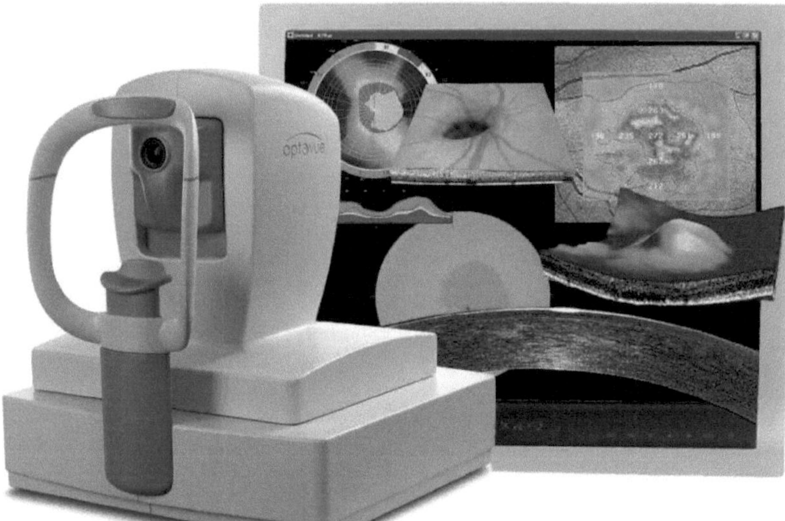

Figura 22. Tomógrafo de Coherencia Óptica (OCT) y ejemplos de imágenes
obtenidas de máculas sanas.

Para la realización de la prueba, el paciente se coloca sentado, debe
mantener la cabeza quieta, apoyando la barbilla en la mentonera y la
frente en la cinta de plástico del tomógrafo, la mirada fija en un punto
y el explorador, que puede visualizar la retina en tiempo real, acciona
la obtención de la imagen que se toma en solo unos segundos. La
exploración se realiza de forma monocular.

Algunas de las enfermedades en las que más se usa el tomógrafo
son:

- *Evaluación del grosor de la capa de fibras nerviosas retinianas
  (CFNR) en glaucoma*

- *Evaluación de la CFNR en otras neuropatías*

- *Análisis de la mácula en casos de DMAE*

- ***Estudio de la mácula en otros casos de edema macular (diabético, poscirugía, intraocular, etc.***

ANGIOGRAFÍA RETINIANA

La angiografía es una exploración que se usa en medicina para estudiar los vasos sanguíneos. Debido a que un gran número de enfermedades oftalmológicas se deben a problemas vasculares,

esta exploración también se realiza con cierta frecuencia.

De todas las comentadas hasta ahora, esta es la única exploración intervencionista en la que tenemos que inyectar un fármaco (fluoresceína) por vía intravenosa. Esto puede ocasionar efectos secundarios, normalmente son leves y transitorios, pero también pueden ocurrir reacciones alérgicas graves e incluso la muerte del paciente. Por todo esto, antes de realizar esta exploración hay que explicar el proceso al paciente, resolver las dudas y comentar las posibles reacciones adversas. El paciente debe comprender todo el proceso (beneficios y riesgos) y nosotros asegurarnos de que lo ha hecho; y finalmente debe firmar un consentimiento informado. Además, siempre tiene que haber un médico supervisando la realización de la prueba para actuar en el caso de una reacción adversa.

En el caso de que el paciente tuviera una alergia conocida a la fluoresceína o se le hubiera diagnosticado una insuficiencia renal, tendríamos que buscar alguna exploración alternativa a la AGF por el riesgo que esta podría suponer para la salud del paciente. En el caso de que se lleve a cabo la prueba, el fármaco se inyecta a través de una vena periférica; seguidamente, se realizarán retinografías seriadas con unos filtros de luz especiales mediante los que se puede detectar la fluoresceína. Como el fármaco ocupa el interior de los vasos sanguíneos, se puede estudiar la circulación retiniana, coroidea, o incluso escleral, y evidenciar áreas de isquemia, infartos, extravasación, etc.

Aunque normalmente se inyecta fluoresceína, también se pueden usar otros fármacos, como el verde de indocianina, especialmente útil para el estudio de la circulación coroidea.

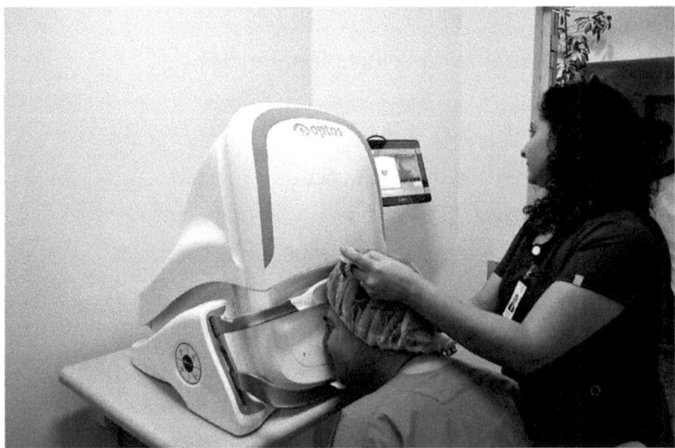

Figura 23 a. angiógrafo digital.

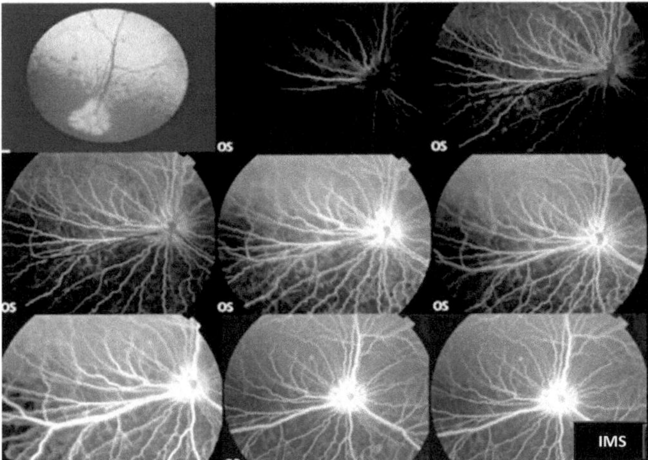

Figura 23 b. secuencia de angiografía retiniana.

OTRAS TÉCNICAS EXPLORATORIAS

(lentes de contacto, exoftalmometría, irrigación lagrimal, sensibilidad corneal, test de Schirmer).

a) Lentes de contacto: al hablar de lentes de contacto en la exploración oftalmológica, no nos referimos a las lentes de contacto terapéuticas que se usan para corregir errores refractivos, sino a diferentes tipos de lentes de exploración de fondo de ojo, que por sus características han de usarse contactando con el globo ocular. Algunas de estas lentes también sirven para realizar algunos procedimientos terapéuticos, como el láser Yag o el láser térmico de la retina. La lente de Goldmann de tres espejos, la lente de capsulotomía, la lente cuadrasférica para láser de retina, o la lente de iridotomía (Figura 24) son algunas de estas lentes. Previo a su uso, conviene instilar unas gotas de anestésico sobre la córnea; y además, sobre la lente se colocará una pequeña cantidad de metilcelulosa, un lubricante en gel, para evitar lesionar la superficie ocular y conseguir una mejor visualización.

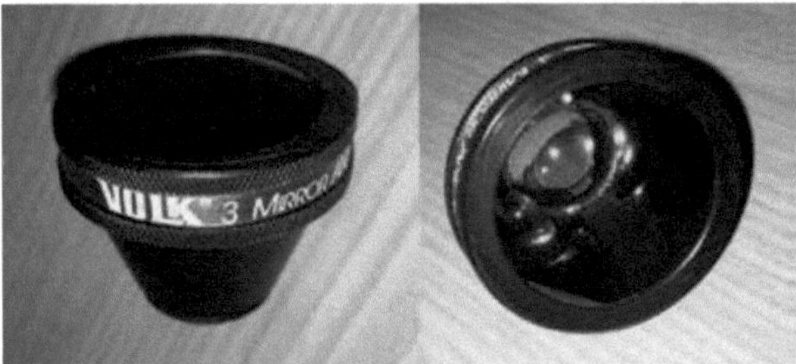

Figura 24. Lente de contacto de tres espejos para exploración ocular.

b) Exoftalmometría: consiste en medir el exoftalmos o proptosis
ocular; esto es, cuanto de salidos están los ojos de las órbitas.
Se usa en las consultas de órbita. Se mide mediante el exoftalmómetro de
Hertel (Figura 25).

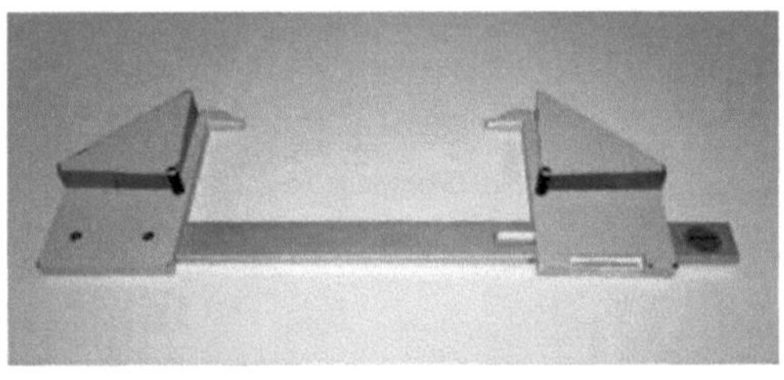

Figura 25. Exoftalmómetro de
Hertel para exploración en pacientes con patología orbitaria.

c) Irrigación lagrimal: consiste en hacer pasar una pequeña cantidad
de suero fisiológico a través de la vía lagrimal para estudiar
si existe alguna obstrucción y, si es así, saber a qué nivel está.

La vía lagrimal es el sistema de drenaje de las lágrimas, comienza
en los puntos lagrimales, en la porción medial de ambos
párpados, y camina hacia abajo hasta desembocar en las fosas
nasales. Para esto se usa una cánula lagrimal (26G de grosor),
una jeringa y suero fisiológico. Debe realizarlo un oftalmólogo
bien entrenado, ya que de lo contrario podríamos ocasionar graves

lesiones iatrogénicas en la vía lagrimal.

d) Sensibilidad corneal: es una prueba sencilla, de extrema utilidad
en algunos casos, y que, por desgracia, a veces se olvida
realizar. Lo más importante es saber que, si hay que realizar esta
prueba, debe hacerse antes de instilar cualquier colirio en el ojo,
o, dicho de otro modo, antes de instilar cualquier colirio. ¡Aseguraos
de que no sea necesario estudiar la sensibilidad corneal!

Los pacientes en los que esta exploración es útil son aquellos que
tienen una queratopatía, especialmente si es de tipo neurotrófico,
y también en los que se diagnostica una patología del área periocular
y/o neurológica. Aunque existen instrumentos específicos
para esto (estesiómetros corneales), normalmente en consulta se
puede hacer tocando suavemente la córnea con la punta de una
gasa o una hemosteta y realizando una medición grosera.

> **TECNICATURA
> OFTALMOLÓGICA
> EN QUIROFANO**

1. LA CIRUGÍA OFTALMOLÓGICA.
EQUIPOS

La oftalmología es una especialidad de las llamadas médico-quirúrgicas, como también lo son la dermatología, la otorrinolaringología o la ginecología. Estas especialidades se caracterizan por tener pacientes que se manejan solamente con fármacos y otros que requieren intervenciones quirúrgicas. En la oftalmología, el peso de la cirugía es importante y, aunque hay oftalmólogos que solo se dedican a la parte médica, lo normal es que su actividad se reparta entre las consultas y el quirófano.

La cirugía oftalmológica está muy ligada a la tecnología, ya que en la mayoría de intervenciones se usan aparatos complejos, como los microscopios quirúrgicos, los facoemulsificadores o los vitréctomos, para los que se requiere de un entrenamiento específico para su correcto uso por parte no solo de los médicos, sino también de los/as técnicos/as que trabajan en quirófano.

En esta sección comentaremos algunas de las características de los procedimientos quirúrgicos realizados en las distintas subespecialidades oftalmológicas, centrándonos en la cirugía de la catarata que, con mucha diferencia, es la que más se realiza. Sin embargo, primero describiremos resumidamente algunos de los diversos equipos técnicos que se utilizan en cirugía oftalmológica.

EL MICROSCOPIO QUIRÚRGICO

Aunque también se usa en otras especialidades, como la neurocirugía o la otorrinolaringología, probablemente en oftalmología es donde su uso está más extendido, ya que el ojo es de los órganos más pequeños que se operan. Cada microscopio tiene sus particularidades, pero, como ocurre con la lámpara de hendidura, todos comparten unas bases que merece la pena conocer (Figura 26).

Aunque parezca de Perogrullo, lo primero que debemos hacer es asegurarnos de que la fuente de luz esté encendida y la bombilla no esté fundida. El control de la intensidad de la luz y el enfoque se manejan, normalmente, mediante un pedal que controla el cirujano.

También es conveniente comprobar antes de la cirugía que el pedal esté correctamente enchufado y que funcione bien. Hay que tener presente que, en la actualidad, algunos microscopios modernos incorporan pedales inalámbricos.

El cirujano mira a través de un binocular, así que la distancia interpupilar también hay que fijarla previamente a la cirugía y en más de una ocasión esta labor le tocará realizarla al/la técnico/a de turno. Hay otros elementos de este equipo que conviene conocer, aunque no los desarrollaremos en detalle en este manual, como son el inversor que se usa para cirugía de retina, los sistemas de lentes integradas también para este tipo de cirugía, la retroiluminación, etc. Como consejo, si alguien va a comenzar a trabajar en el quirófano de oftalmología, conviene dedicar un par de horas con algún compañero con más experiencia a aprender bien cómo funcionan estas cosas. Pensad que sin el microscopio no se pueden realizar la mayoría de las cirugías y, por alguna extraña razón, cuando fallan lo suelen hacer en mitad de una cirugía. Es entonces, cuando el cirujano pide al personal de quirófano que se lo arregle, cuando comienzan los problemas y los nervios.

¡Es siempre mejor adelantarse a cualquier acontecimiento de este tipo y estar preparado!

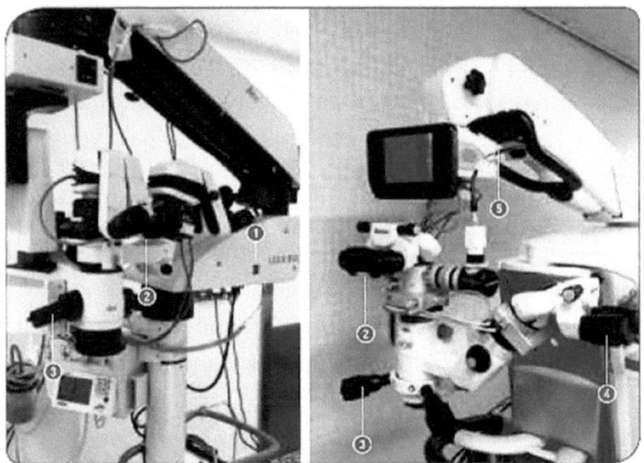

Figura 26. El microscopio quirúrgico. 1. Interruptor de encendido. 2. Binocular 3. Mandos para movimiento grosero (el movimiento fino que determina el enfoque se realiza con un pedal) 4. Visor para el ayudante 5. Cable de vídeo.

EL FACOEMULSIFICADOR (EL "FACO")

Cualquier técnico/a que trabaje en el quirófano de oftalmología acabará soñando con estas máquinas y manejándolas incluso con los ojos cerrados, pero al igual que ocurre con el microscopio, al principio, su uso requiere de un pequeño entrenamiento ¡y hay que hacerlo antes de la primera cirugía! El "faco" se usa en la cirugía de cataratas. Es una máquina que genera ultrasonidos, que serán los responsables de romper la catarata (pues sí, hemos tirado otro mito por tierra: las cataratas no se operan con láser, se operan con ultrasonidos).

Consta de una consola central, una pieza de mano con la que trabaja el cirujano y un pedal con el que el cirujano controla ciertos parámetros.

Es crucial que un/a técnico/a de cataratas maneje a la perfección las distintas funciones de esta máquina: si el cirujano las maneja, perfecto, pero también los hay que no sabrán hacerlo, y como ocurre con el microscopio, sin el "faco" digamos que, aunque se puede, no sería aceptable operar una catarata hoy en día. En la sección sobre cirugía de cataratas iremos comentando más despacio las distintas opciones del facoemulsificador que se pueden utilizar en función de la etapa de la cirugía de la catarata que se esté realizando.

Aunque al principio pueda parecer compleja, la ventaja es que esta cirugía, y por tanto las diferentes opciones del facoemulsificador, están muy estandarizadas y son casi siempre iguales por eso hay que estar preparados para cuando nos tengamos que salir de esta normalidad. Dedicar un rato con algún compañero antes de enfrentaros a vuestra primera catarata es fundamental.

EL VITRÉCTOMO

Es la máquina con la que se realizan las vitrectomías (cirugías de la retina). En sentido estricto, vitrectomía significa extirpar el vítreo, y es que esto es lo que se hace, ya que recordemos que el vítreo es la gelatina transparente que rellena la parte posterior del ojo y que se interpone entre nosotros y la retina. En esencia la máquina es parecida a la del "faco", pero su funcionamiento es bastante más complejo, ya que se manejan más parámetros (infusión, presiones, velocidad del vitréctomo, iluminación, etc.). Cualquier técnico/a no entrenado/a puede pasar un mal rato si se enfrenta a una vitrectomía sin conocer a la perfección cómo funciona esta máquina. Siempre se debe aprender antes, y si es posible trabajar al principio con alguien más experto.

OTRAS "COSAS RARAS" DEL QUIRÓFANO DE OFTALMOLOGÍA

Aunque lo que se ha mencionado anteriormente es lo más usado en el día a día, existen otras muchas técnicas o instrumentos especiales que se pueden usar en algunas cirugías concretas, como por ejemplo los láseres para retina, para glaucoma o, algunos novedosos, para cataratas. También existen los motores para cirugía lagrimal y de órbita, el endoscopio para cirugía lagrimal, los gases para retina (C3F8, SF6…), el aceite de silicona también para retina, la crioterapia, etc.

2. PREPARACIÓN DEL PACIENTE

La preparación del paciente oftalmológico previa a cirugía conlleva dos partes, una común a la preparación de cualquier paciente para cirugía y la específica por las particularidades de nuestra cirugía.

EL PREOPERATORIO

Suele ser como el de cualquier cirugía. Normalmente se requiere una analítica con coagulación y un ECG. La gran mayoría de cirugías oftalmológicas se realizan bajo anestesia local y sedación. En la mayoría de centros ya no se solicita la radiografía de tórax de forma rutinaria en los preoperatorios de este tipo, aunque cada hospital puede tener sus propios protocolos al respecto, que conviene conocer.

Como en cualquier preoperatorio hay que realizar una encuesta de salud: toma de fármacos, antecedentes médicos y quirúrgicos, etc. Respecto a los antiagregantes y anticoagulantes sanguíneos, depende del protocolo de cada hospital y del tipo de cirugía si se han de suspender o no unos días antes, pero en cualquier caso siempre hay que preguntarlo con anterioridad para ceñirse a dicho protocolo y no encontrarse con sorpresas el día de quirófano. Hay que asegurarse de que los pacientes conocen los procedimientos a los que se van a someter, tanto desde el punto de vista quirúrgico como anestésico, y que hayan firmado los documentos pertinentes.

Cuando el paciente llega al hospital, normalmente un buen rato antes de su cirugía, suele pasar a una consulta de preoperatorios ("box de preops"). Aquí es donde los/as técnicos/as se encargan de cambiar al paciente de ropa, de asegurarse de que no lleva nada metálico (anillos, pendientes, dentaduras, etc.), de preguntarle si ha hecho el ayuno requerido (normalmente se requieren 8 horas de ayuno para cirugías con sedación), de saber si vienen acompañados, etc. Si todo está en orden se canaliza una vía y se espera a que se pase a quirófano.

Respecto a las cuestiones específicas de la especialidad, nos referimos sobre todo, a la preparación ocular. Para la mayoría de cirugías oftalmológicas (cataratas y retina) se requiere que la pupila esté en midriasis máxima. El protocolo de midriasis también puede variar según el hospital: hay quién les dice a los pacientes que comiencen el tratamiento midriático en casa y hay quién realiza la pauta de dilatación completamente en el "box de preops". Tanto si la dilatación pupilar se lleva a cabo de la manera tradicional (uso de colirios midriáticos), como si se usan dispositivos de liberación controlada de fármacos de colocación en el fondo de saco donde van liberando los principios activos (ver capítulo 3), es misión del personal de este box comprobar que antes de entrar a quirófano el paciente tiene la pupila del ojo a operar dilatada convenientemente.

¡Cuidado!, hemos dicho que se requiere midriasis en casi todas las cirugías de oftalmología, no en todas, así que siempre habrá que comprobarlo previamente. Este será también un buen momento para asegurarse de cuál es el ojo que hay que operar al paciente. Esta comprobación, que también puede parecer tonta, es crucial (como puede comprenderse) y hay que realizarla cuantas más veces mejor: en España no tenemos algunas costumbres, que tienen en otros países, como es la de marcar con un rotulador una cruz en la frente del paciente sobre el ojo que hay que operar, para que todo el mundo lo vea y se minimicen las posibilidades de error al operar el ojo que no es. Cuando todo está listo y preparado, se pasa el paciente al quirófano (Figura 27).

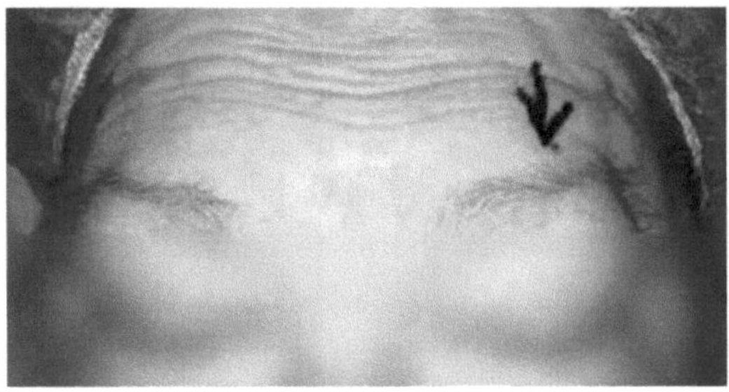

Figura 27. Marcar en la frente del paciente sobre el lado que ha de operarse es una maniobra sencilla para evitar errores en cuanto a la lateralidad de la cirugía.

EL CHECKLIST

El *Checklist* (o lista de comprobación en español), es una herramienta que se usa no solo en medicina, sino en muchos otros ámbitos profesionales, como la aviación, la industria o el mundo judicial. Si nos paramos a pensarlo, casi lo usamos a diario cuando queremos asegurarnos de que algo se está haciendo de la forma correcta: la lista de la compra sería el ejemplo perfecto de nuestro *checklist* doméstico.

Como su nombre indica, se trata de una lista que incluye una serie de puntos que deben comprobarse antes de iniciar cualquier proceso, en nuestro caso una intervención quirúrgica, con el fin de evitar errores fruto del despiste, cansancio, olvido o desconocimiento del personal implicado. Todos los actores implicados en el proceso deben prestar atención mientras se está realizando la comprobación, responder a las preguntas que hace el/la técnico/a encargado/a, y firmarlo conforme se ha hecho.

Pueden existir tantos *"checklist"* como centros de trabajo, es decir que no hay un modelo para todos, aunque todos son casi iguales, ya que al fin y al cabo, los puntos a comprobar son comunes a cualquier intervención. En resumen, las diferencias entre las listas de cada centro de trabajo se encuentran más en la forma que en el contenido. Sí que existen listas específicas de distintas especialidades, y en oftalmología en concreto, dadas las particularidades de la misma, hay *"checklist"* específicos, el más extendido es el de la cirugía de cataratas, en el que se contemplan cuestiones relativas a las lentes intraoculares que se van a implantar, el ojo que se va a operar, etc.

Cada lista de comprobación consta de tres partes: una referente a enfermería, otra a anestesia y otra al cirujano. Normalmente es un/a técnico/a el/la que se encarga de leer el *checklist* al entrar al quirófano y siempre antes de comenzar la intervención.

Como cuestiones generales se incluyen la comprobación del nombre y apellidos del paciente para asegurar que estamos ante la persona adecuada, la lateralidad del proceso a realizar y la presencia de alergias conocidas. Respecto a la parte específica de enfermería, se basa, fundamentalmente, en la comprobación de que se tiene todo el material necesario para la intervención, que este esté estéril y/o funcione correctamente.

La parte relativa a los médicos, tanto del anestesiólogo como del oftalmólogo, se basa en la verificación de que se tiene claro el proceso que va a realizarse, de si se precisan antibióticos o fármacos especiales, si se prevé una pérdida sanguínea importante o, en definitiva, si existe alguna situación médica que el equipo deba tener en cuenta antes de comenzar (Figura 28).

Como se puede ver, la lista de comprobación se basa fundamentalmente en el sentido común y, aunque parezca algo simple y a veces incluso absurdo, es una herramienta de enorme utilidad para minimizar errores que en un proceso quirúrgico pueden ser fatales. Es conveniente que antes de comenzar a trabajar en cualquier centro se compruebe que existe un *"checklist"* establecido y, sobre todo, nunca olvidarla antes de comenzar cualquier cirugía. Recordad que esto es, normalmente, misión del personal de enfermería, técnicos, instrumentistas, etc.

YA EN EL QUIRÓFANO

Normalmente, en un quirófano de oftalmología suele haber un/a técnico/a instrumentista, un/a circulante y en algunos centros comienza a ser rutinario encontrar un/a enfermero/a de anestesia.

Técnico y enfermería debe trabajar como un todo, y aunque cada uno/a tenga sus tareas preasignadas, es conveniente que todos estén pendientes de que todo está preparado y a punto para cuando se necesite.

La dinámica de trabajo en los quirófanos de oftalmología puede ser muy diferente a la de los quirófanos dedicados a cirugía general o traumatología: en oftalmología es fundamental la eficiencia, la elevada ocupación de quirófano para realizar el máximo número de cirugías en el menor tiempo posible y, por supuesto, sin errores. Esto se consigue gracias a la estandarización y automatización de procesos y a una alta especialización del personal.

Todas las cirugías que se realizan con el microscopio quirúrgico (que son la mayoría) se retransmiten mediante sistemas de vídeo a un monitor, de manera que todos los presentes en ese quirófano puedan seguir la cirugía en tiempo real y adelantarse a los acontecimientos.

Obviamente, para esto, para adelantarse a los acontecimientos, el personal de quirófano debe conocer todos los procesos quirúrgicos a la perfección. Como ejemplo, y por ser una de las cirugías más frecuentes en oftalmología, comentaremos más adelante los pasos que se siguen en la cirugía de cataratas, pero lo ideal es conocer los

procedimientos específicos en cada una de las cirugías en las que
se participe.

Aparte de lo comentado hasta ahora, el personal de enfermería está
implicado y es fundamental para realizar una labor muy importante
en relación con los registros de los pacientes operados, la reposición
y orden del material y los fármacos, etc.

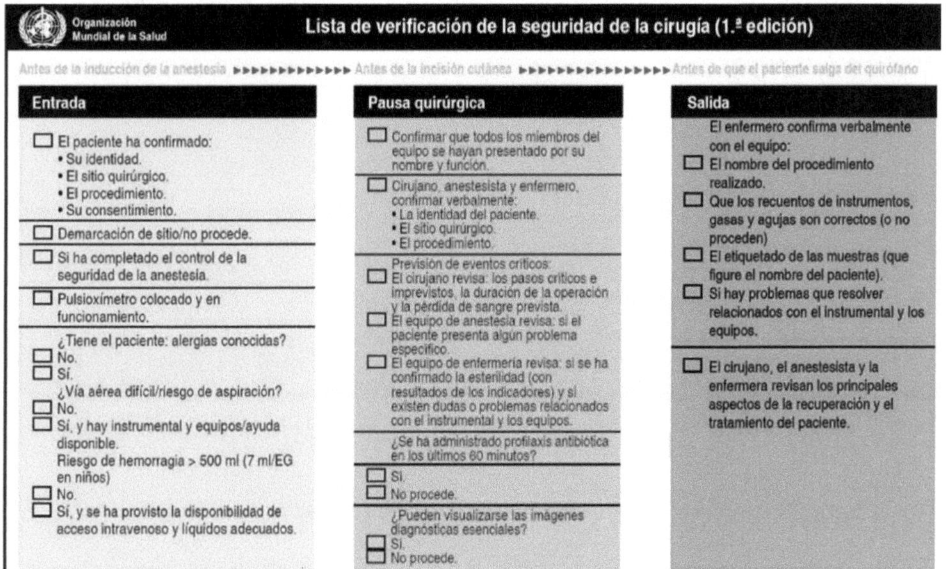

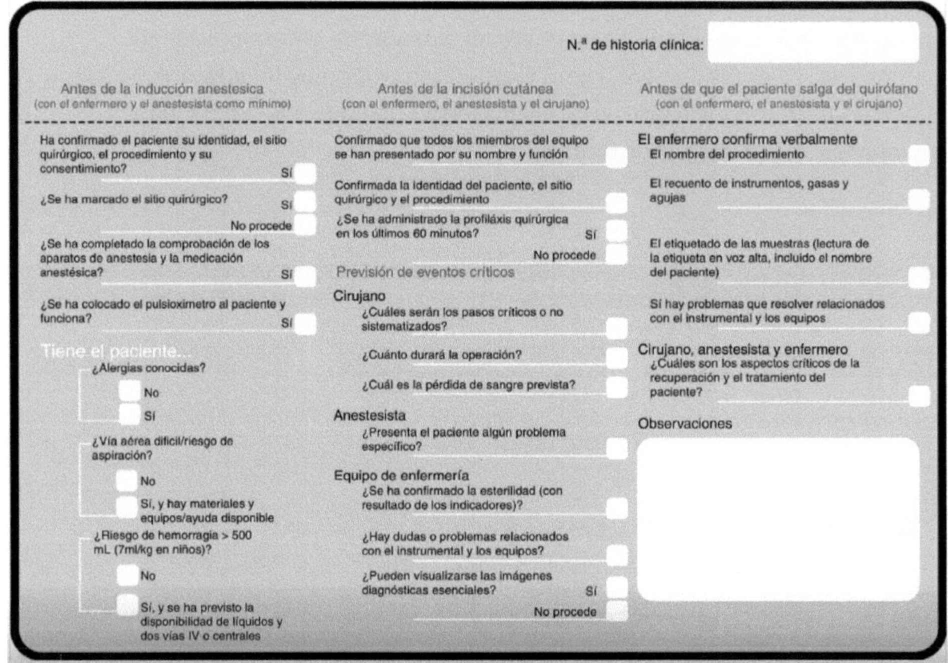

Figura 28. Ejemplo de *"checklist"* (lista de comprobación) quirúrgico.

3. TÉCNICO EN LA ANESTESIA

En los últimos años ha surgido la figura del/la técnico/a de anestesia, que se está popularizando en los centros de tercer nivel. Se trata del personal técnico en oftalmología, con formación específica, que realiza una labor fundamentalmente de apoyo al médico anestesiólogo. Como hemos comentado anteriormente, el quirófano de oftalmología tiene un índice de ocupación altísimo (6, 8, 10...e incluso más de 10 cirugías en una mañana); no es raro que esto se consiga con un solo

anestesiólogo, de ahí la importancia de un/a técnico/a específico/a para ayudar en esta labor. Su misión suele ser la de entregar las medicaciones al anestesiólogo para que prepare las sedaciones y las administre.
El/la técnico/a debe controlar la monitorización de los pacientes durante la cirugía.

Los fármacos que se manejan durante la inducción anestésica y la sedación pertenecen a diversos grupos, fundamentalmente hipnóticos, ansiolíticos y analgésicos. Se diferencian entre sí en cuanto a potencia, tiempo hasta el inicio de acción, duración de la misma y efectos secundarios. Cada anestesiólogo puede tener su combinación particular y es quién indica qué y cómo administrar los fármacos. En cualquier caso, el/la técnico/a de anestesia debe conocer esos fármacos, cómo se administran y las posibles reacciones adversas que pueden ocasionar para actuar rápidamente en caso de que ocurran.

Los pacientes sometidos a anestesia general o a sedación tienen un control continuo de sus constantes vitales mediante un monitor. Las funciones básicas que muestra el monitor son la frecuencia cardiaca y el trazado electrocardiográfico, la saturación de oxígeno en la sangre y la tensión arterial. Sobre estas opciones básicas pueden añadirse otras más específicas en función del tipo de cirugía, de anestesia, etc. como la frecuencia respiratoria, el CO_2, la actividad eléctrica cerebral, la concentración de gases usados durante algunos tipos de anestesia, etc., Cualquier técnico/a de anestesia debe de estar familiarizado/a con este tipo de monitores para programarlos, modificarlos e interpretarlos según sea necesario (Figura 29).

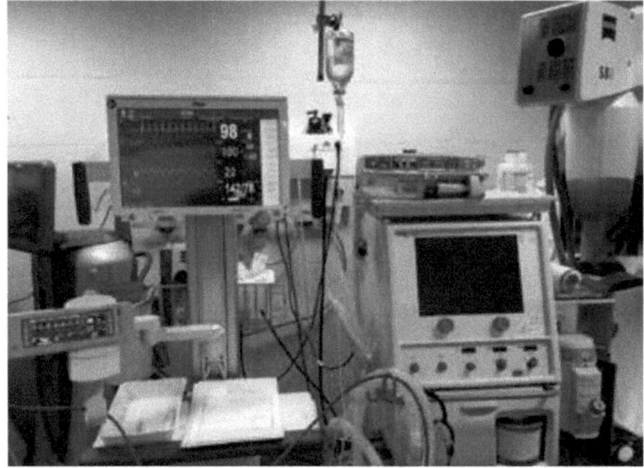

Figura 29. Monitor de constantes vitales usado por anestesia.

4. LA CIRUGÍA DE LA CATARATA

Se trata, con mucho, del procedimiento quirúrgico más frecuente en el quirófano de oftalmología, de ahí que cualquier técnico/a que trabaje en nuestros quirófanos deba conocerlo a la perfección.

La catarata es una situación a la que irremediablemente llega el cristalino de cualquier persona, es simplemente una cuestión de tiempo.

La gente joven también puede desarrollar cataratas, y su aparición está ligada a ciertos factores de riesgo, como la diabetes, la miopía alta o el uso de ciertos tratamientos (el uso prolongado de corticoides por cualquier vía), etc. Por otra parte, hay personas que acaban falleciendo sin haberse operado de cataratas, pero más que de una enfermedad, yo hablaría de un cambio fisiológico en el ojo, al que todos llegaremos antes o después: es lo más parecido a las arrugas de la piel, o las canas en el cabello. La catarata es la consecuencia normal del envejecimiento ocular.

Cuando el cristalino pierde transparencia y dificulta una visión normal para los requerimientos de esa persona, hablamos de catarata quirúrgica, es decir, una catarata que es indicado operar.

La cirugía de la catarata consiste en quitar la catarata, o lo que es lo mismo, quitar el cristalino. Como el cristalino es una de las dos lentes implicadas en el proceso de la refracción, al quitarlo debemos introducir otra lente que corrija el defecto refractivo que tiene un ojo sin cristalino.
Antiguamente se quitaban cataratas y no se insertaban lentes intraoculares: son esos ancianos que todos hemos visto, con unas gafas gordísimas de "culo de vaso" de 10, 12 o 13 dioptrías, precisamente para corregir esa falta del cristalino. Hoy en día, afortunadamente, podemos insertar lentes intraoculares durante la cirugía de la catarata, por lo que las gafas que necesitamos después son de muy baja potencia, o incluso puede que no necesitemos ninguna, si se implanta una lente multifocal.

La cirugía de cataratas se realiza con anestesia local, bien tópica (con gotas) o bien mediante infiltración local (peribulbar, subtenoniana, retrobulbar). Para realizar la cirugía es necesario que el ojo esté en midriasis máxima, por lo que se requiere la preparación del paciente, como se comentó anteriormente.

PASOS A SEGUIR EN LA REALIZACIÓN
DE UNA CIRUGÍA DE CATARATAS ESTÁNDAR

En la figura 30 podremos observar los pasos más relevantes que conforman la cirugía de cataratas. A continuación, se explican en más detalle:

a) Incisiones: antes de poder manipular cualquier estructura intraocular, es necesario acceder al interior del ojo mediante unas pequeñas incisiones. Generalmente se realizan en el limbo esclerocorneal, miden aproximadamente entre 1 y 3 mm y suelen practicarse dos, una para cada mano del cirujano.

b) Inyección de viscoelástico: el espacio de trabajo en la cirugía de la catarata es la cámara anterior del ojo, un espacio de unos 2,5 mm que está lleno de humor acuoso. Al abrir el ojo mediante las incisiones que se han descrito en el apartado anterior, el humor acuoso tiende a salir, por lo que la cámara anterior puede colapsarse sin dejarnos espacio para trabajar. Para evitar esto, durante toda la cirugía tenemos que mantener la cámara anterior formada, bien mediante la inyección de sustancias viscoelásticas (geles transparentes), bien mediante la infusión continua de suero fisiológico.

c) Capsulorrexis: el cristalino está contenido en un saco cuyas paredes son las cápsulas anterior y posterior.
Para poder extraer el cristalino, es necesario abrir la cápsula anterior. La capsulorrexis es una de las maniobras más delicadas de la cirugía: la apertura se realiza de forma circular y continua mediante el uso de unas pinzas o un cistótomo.

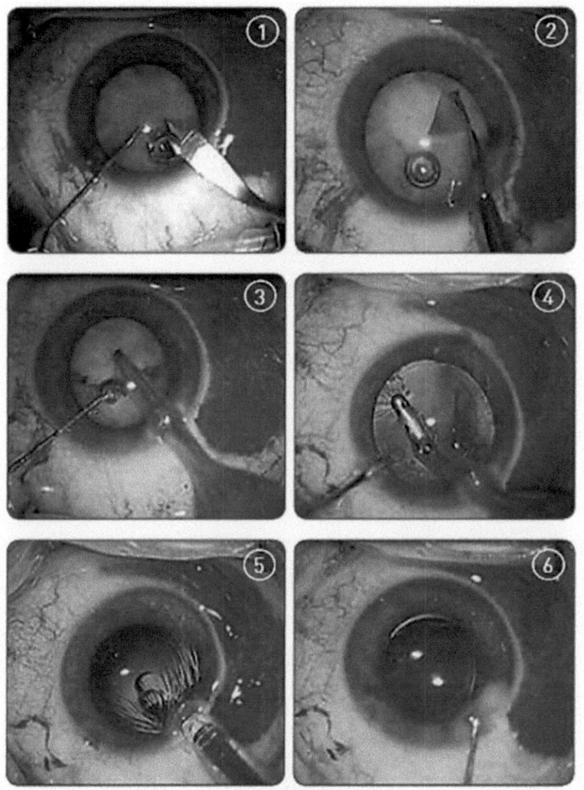

Figura 30. Los pasos de la cirugía de catarata. 1. Incisiones corneales e inyección de viscoelástico. 2. Capsulorrexis 3. Facoemulsificación del cristalino 4. Eliminación de las masas 5. Inserción de la lente intraocular 6. Hidrosutura. Inyección de antibiótico y fin de la cirugía. Cirugía de catarata blanca.

d) Hidrodisección: a continuación, se introduce suero entre el saco y el cristalino (catarata) a través de la ventana hecha mediante la capsulorrexis. Esta maniobra separa la catarata del saco y facilita su posterior extracción.

e) Facoemulsificación del cristalino: esta fase es la que da nombre a la cirugía moderna de la catarata. Consiste en la fragmentación y posterior aspiración del cristalino. La catarata es demasiado grande para salir entera por la apertura practicada en el proceso de la capsulorrexis, por lo que antes hay que fragmentarla.

En este momento es cuando empieza a usarse la máquina de facoemulsificación, la cual emite ultrasonidos. En esta fase la pieza de mano que se usa tiene una aguja en la punta, la cual vibra a la vez que aspira. Mediante esas vibraciones conseguimos fracturar el cristalino en porciones más pequeñas.

f) Aspiración de fragmentos: una vez fragmentado, con la misma pieza de mano del facoemulsificador, y tan solo cambiando a la siguiente función en la consola del aparato, podremos aspirar los restos del cristalino.

g) Eliminación de masas: las masas del cristalino corresponden a las capas más periféricas de su corteza. Estas son blandas, por lo que no necesitamos de los ultrasonidos ni de la pieza de mano puntiaguda para eliminarlas. Previamente al proceso de eliminación de masas, cambiaremos a la pieza de mano llamada de *irrigación y aspiración*, que tiene una punta roma y tan solo aspira mientras irriga con suero, sin emitir ultrasonidos (vibración). Tras aspirar las masas, el saco quedará totalmente vacío y limpio.

h) Implante de la lente intraocular (LIO): antes de inyectar la LIO en el saco tenemos que llenarlo con viscoelástico, si no la propia lente, al entrar, rompería la cápsula posterior y la LIO caería a la cavidad vítrea. Actualmente las LIO pueden plegarse y montarse en un inyector (algunas ya vienen precargadas), de esta manera entran por la incisión corneal tan pequeña que hicimos al comienzo. Es conveniente decir que cualquier instrumentista debe conocer qué lentes se implantan y, en caso de que no sean precargadas, saber cómo se montan en el inyector. Este es un paso importante, ya que si la LIO no se monta bien puede dañarse, abrirse de forma anómala dentro del saco y ocasionar problemas durante o después de la cirugía. No es difícil montar una LIO, pero conviene aprender antes de instrumentar con algún compañero que sepa hacerlo.

i) Eliminación del viscoelástico: tras el paso anterior, el saco capsular tendrá en su interior la LIO y una cantidad variable de viscoelástico, que debe extraerse en su totalidad, ya que si persiste en el interior del ojo puede ocasionar hipertensiones oculares graves en el postoperatorio.

j) Inyección de antibiótico: antes de cerrar, se inyecta una pequeña cantidad de antibiótico en la cámara anterior (inyección intracameral) para minimizar el riesgo de infecciones (endoftalmitis).

En la guía terapéutica SECOIR-GESOC de 2014 sobre el *Manejo de la endoftalmitis en cirugía de cataratas,* se recomienda el uso de la cefuroxima como antibiótico profiláctico, dado que es el único antibiótico y la única vía de administración que se han demostrado efectivos en ensayos clínicos. Actualmente, la disponibilidad de una cefuroxima especialmente formulada para uso intraocular (Prokam) facilita enormemente su uso y reduce al máximo cualquier riesgo de mal manejo o sobredosificación que pudiera ocurrir con las otras presentaciones de cefuroxima que no tienen indicación intraocular y que existen en el mercado.

k) Cierre y comprobación de las incisiones: normalmente las incisiones que se usan actualmente no requieren suturas para cerrarse, basta con inyectar un poco de suero para edematizarlas (hidrosutura) y que coapten mejor. Una vez se comprueba que las incisiones son estancas, la cirugía ha terminado.

COMPLICACIONES DURANTE LA CIRUGÍA DE CATARATAS

Aunque en este manual no desarrollaremos a fondo las posibles complicaciones
que pueden ocurrir durante esta cirugía, sí mencionaremos
algunas que pueden determinar un cambio en alguno de los pasos
de la cirugía y que, por tanto, el/la técnico/a instrumentista debe
conocer.

a) Pérdida de la capsulorrexis: si no se consigue hacer una capsulorrexis anterior continua, la cirugía normalmente puede continuar, e incluso acabar normalmente, pero supone una situación de riesgo durante todo el proceso. En lo que respecta al/la técnico/a instrumentista, hay que tener en cuenta que los parámetros del facoemulsificador que se suelen usar en estas situaciones serán menores para crear menos fuerzas y turbulencias en el interior del ojo (menor irrigación, menor aspiración…).

b) Rotura de la cápsula posterior: si esto ocurre, en principio, habremos perdido al soporte sobre el que íbamos a apoyar la LIO, además de que habremos perdido la separación entre el saco capsular y la cavidad vítrea; esto significa que cualquier cosa que haya en el saco y en la cámara anterior puede caerse a la cámara vítrea (donde está la retina) y el vítreo podrá salir hacia el saco y la cámara anterior. Ante esta situación el/la técnico/a tendrá bastantes cosas que modificar con respecto a una cirugía normal, como bajar los parámetros del facoemulsificador, usar la función de vitréctomo si ha pasado vítreo a la cámara anterior, usar algunos instrumentos específicos o incluso usar LIO diferentes a las que teníamos previsto. A veces estas lentes se montan de forma diferente en el inyector o incluso hay que meterlas sin plegar. Si no existe soporte suficiente en el saco para que pongamos la LIO dentro de él, podremos colocarla en el *sulcus* capsular (delante de la cápsula anterior, si esta está íntegra) o incluso en la cámara anterior (lentes ancladas a iris, lentes de soporte angular…).

El vítreo es una sustancia gelatinosa, transparente, muy parecida a la clara de huevo. Para eliminarlo del ojo no es suficiente con aspirar (de hecho, es peligroso aspirar o tirar de él sin más): hay que ir cortándolo antes. El vitréctomo realiza cortes y aspiración; se usa en la cirugía de retina, pero también si existe una vitreorragia durante una cirugía de cataratas.

5. LA INYECCIÓN INTRAVÍTREA

La inyección intravítrea, o terapia intravítrea (TIV), es una técnica que se usa para inyectar fármacos dentro del globo ocular. Es un procedimiento que en los últimos años ha experimentado un incremento exponencial debido al incremento en la prevalencia de patologías como la degeneración macular asociada a la edad (DMAE) y a la aparición de los nuevos fármacos antiangiogénicos, que se usan para tratar esta patología y otros tipos de retinopatías y maculopatías.

En algunos centros la TIV se realiza en quirófano, en otros en consultas debidamente preparadas. En cualquier caso, es un procedimiento intervencionista, que debe realizarse siguiendo unos protocolos estrictos de seguridad, pero, como siempre, con la presión del altísimo y creciente volumen de intervenciones que hay que realizar.
Normalmente el procedimiento de la TIV lo realiza un oftalmólogo asistido por un/a técnico/a.

MATERIAL NECESARIO

Generalmente se tienen preparados pequeños sets en los que se incluye el material necesario para el procedimiento. Obviamente, todo el material utilizado durante el procedimiento deberá ser estéril.

Lo normal es usar un blefaróstato o espéculo palpebral (para mantener el ojo abierto), unas pinzas y un compás (o cualquier otro sistema de medición de milímetros).

PROCEDIMIENTO

Lo primero es comenzar a aplicar anestésico en el ojo a intervenir; para esto existen diferentes métodos, aunque el más extendido es aplicarlo mediante contacto, usando una hemosteta o un bastoncillo y aplicando una suave presión sobre la zona de la punción durante un corto periodo de tiempo. También desde el comienzo hay que desinfectar el ojo y la zona periocular, pero nunca antes de haber instilado unas gotas de anestésico: recordad que la povidona o la clorhexidina pican en contacto con la superficie ocular. A continuación, se coloca una talla estéril, se abre el ojo con el blefaróstato, se pide al paciente que mire a la zona opuesta al cuadrante en el que queremos inyectar, y después de medir la distancia desde el limbo a la que queremos realizar la punción, se realiza la misma y se inyecta el fármaco (Figura 31).

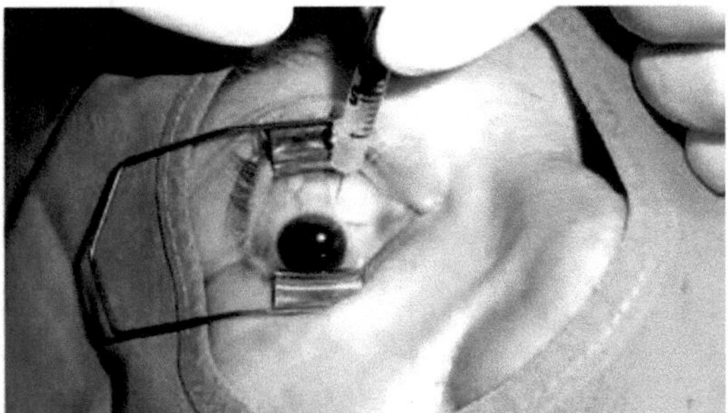

Figura 31. Inyección intravítrea.

Tras la inyección es necesario realizar un examen del fondo de ojo para comprobar que no ha habido ninguna complicación, como hemorragias vítreas u oclusiones arteriales retinianas.

El papel del/la técnico/a es fundamental, ya que, como se ha comentado anteriormente, este procedimiento se realiza de forma muy automatizada y rápida, y requiere de un alto nivel de especialización y precisión.

Aunque si se aplica el anestésico correctamente la TIV no es dolorosa, algunos pacientes pueden estar bastante nerviosos antes del procedimiento, por lo que es misión del oftalmólogo y del/la técnico/a el explicar el procedimiento y tranquilizar al paciente, ya que normalmente no se realiza con sedación.

**TÉCNICATURA
OFTALMOLÓGICA
EN URGENCIAS**

1. PATOLOGÍAS Y TRATAMIENTOS ESPECIALES EN URGENCIAS

Las urgencias en oftalmología también representan un ámbito de gran carga asistencial y es donde, en ocasiones, junto con el oftalmólogo, trabajan técnicos/as especializados/as.

Las urgencias oftalmológicas no son más que una consulta donde acude un gran número de pacientes, de forma más o menos imprevisible en cuanto a horario y número, con cuadros clínicos heterogéneos, aunque relativamente predecibles. La mayoría de pacientes padecen cuadros banales, aunque entre este gran número de casos siempre existen algunos que pueden ser potencialmente graves y, por supuesto, estos casos no se nos pueden pasar.

LA SELECCIÓN DE PACIENTES (TRIAJE)

La mayoría de pacientes acude por varios síndromes que podemos agrupar en ojo rojo (Figura 32), miodesopsias, dolor ocular, pérdida de visión, etc. Aunque lo realmente importante es saber cuándo estamos ante un cuadro grave.

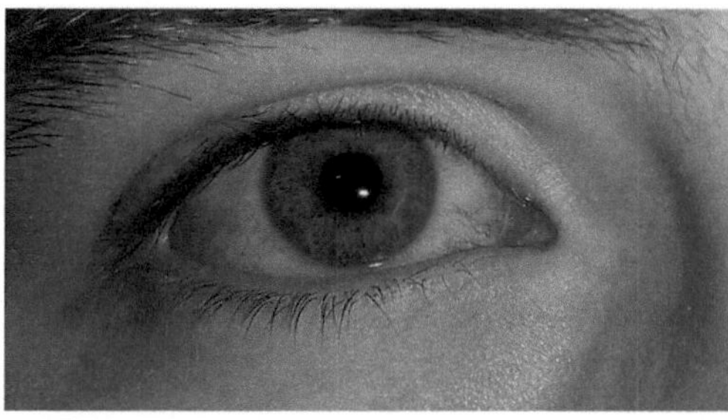

Figura 32. El síndrome de ojo rojo.

El papel del personal de enfermería en urgencias puede ser de dos tipos. En un caso pueden estar en la consulta junto al médico, en este sentido pueden realizar diferentes labores que en cualquier caso son similares a las que realizan los/as técnicos/as en las consultas de oftalmología, con las particularidades derivadas de las patologías que se presentan. Por otra parte, en algunos centros existe la figura del/la técnico/a de selección de pacientes (el llamado triaje, del inglés *triage*). Esta persona se dedica a recibir a los pacientes que acuden a urgencias y a priorizar su atención en función de la gravedad del cuadro. Como es lógico, para realizar esta función correctamente es conveniente conocer los principales signos y síntomas que deben hacernos sospechar un cuadro potencialmente grave, como son:

- *Causticaciones químicas*

- *Ojo rojo y doloroso (no con picor o escozor, sino claramente dolor)*

- *Pérdida visual brusca y significativa*

- *Pérdida brusca de campo visual*

- *Traumatismo ocular significativo*

- *Visión doble de aparición aguda*

- ***Anisocoria (diferencia de tamaño pupilar entre ambos ojos)
de aparición brusca***

Estas situaciones y algunas otras, que pueden deducirse simplemente por sentido común, obligan a priorizar y ofrecer una atención preferente. Otros casos, como el ojo rojo no doloroso, las miodesopsias, la secreción ocular sin dolor ni pérdida visual, el picor ocular, la sensación de cuerpo extraño, etc., pueden valorarse sin prioridad siguiendo la espera que les corresponda.

2. LA OCLUSIÓN OCULAR

La oclusión de un ojo es un procedimiento que se usa con mucha frecuencia en oftalmología, sobre todo en urgencias y también en quirófano tras cirugía ocular.

En muchas ocasiones la oclusión ocular la realiza un/a técnico/a y aunque pueda parecer algo sencillo (realmente lo es), es muy importante hacerlo correctamente, ya que de una oclusión mal hecha pueden derivarse problemas y molestias para los pacientes. Además, es probable que sea complicado encontrar un texto en el que se describa cómo realizar una oclusión correctamente.

Antes de ocluir, normalmente se coloca en el ojo algún fármaco tópico de antibiótico y/o cicatrizante, generalmente pomada, aunque también aunque también pueden ser en gotas.

Es fundamental, probablemente lo más importante, que el ojo esté totalmente cerrado y permanezca cerrado durante todo el tiempo en que esté ocluido. Para ello tenemos que pedirle al paciente que cierre AMBOS ojos mientras ocluimos uno de ellos, ya que si abre uno el otro también puede abrirse. En ocasiones también debemos bajar el párpado superior completamente para asegurarnos de que el ojo está cerrado. Si realizamos una oclusión sobre un ojo abierto, probablemente ocasionaremos una erosión corneal, que además al principio, puede pasar desapercibida, ya que el paciente suele llevar anestésico local, pero en poco rato le provocará un dolor muy importante.

Normalmente no es suficiente con un oclusor simple para que el ojo se mantenga cerrado y hay que usar o un doble oclusor o una gasa doblada bajo un oclusor, así tendremos más grosor del parche y se mantendrá la presión sobre los párpados para evitar que estos se abran.

Manteniendo la presión sobre el parche y con el paciente aún con ambos ojos cerrados, empezaremos a colocar el esparadrapo, de forma diagonal, desde la frente hasta la mejilla, hacia abajo y afuera como se muestra en la imagen. Hay que ser generoso con el esparadrapo, no pasa nada por poner de más y si ponemos de menos puede ser insuficiente. La piel periocular tiene que estar perfectamente seca antes de hacer la oclusión, sino el esparadrapo no se pegará bien. En un paciente con barba, obviamente, será difícil fijar el esparadrapo en la mejilla y tendremos que hacer las tiras mucho más largas (¡incluso hasta el cuello!). El tipo de esparadrapo depende de muchos factores, sin embargo, en general, se usa el de papel, ya que es poco irritante y aguanta relativamente bien 24 horas, que es lo que normalmente suele requerir la oclusión. Para situaciones en las que queremos una oclusión de mayor duración, generalmente tras cirugía oculoplástica, podemos usar esparadrapo de tela, que aguanta más tiempo en posición y mantiene la tensión.

La presión que hay que hacer con la oclusión tiene que ser firme, sin apretar demasiado ni causar dolor, pero no tan suave que el paciente pueda abrir y cerrar el ojo bajo el parche. Muchos pacientes se quejarán de que el parche es muy grande, pero hay que explicarles que debe ser así, de otra forma no cumple su misión o incluso puede ser contraproducente (Figura 33).

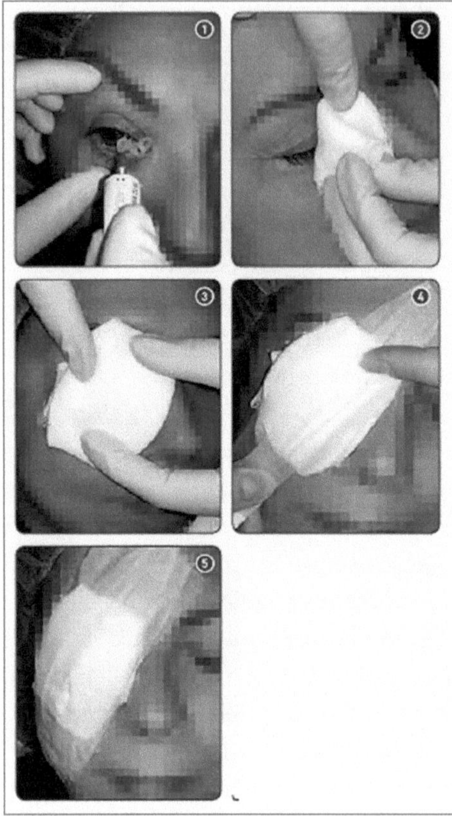

OTROS TIPOS DE OCLUSIÓN

Existen otros sistemas de oclusión en los que la función no es la de mantener el ojo cerrado, como en la comentada antes, sino simplemente la protección o la formación de una cámara húmeda en casos de ojo seco importante (como en lagoftalmos por parálisis facial). Para lo primero existen oclusores rígidos de plástico transparente y perforados.

Para crear cámaras húmedas hay que usar oclusores de plástico no perforados.

Figura 33. Oclusión ocular.

1. Aplicación de pomada.
2. Gasa u oclusor doblado sobre el ojo cerrado.
3. Oclusor (asegurar que el ojo se mantiene cerrado)
4. Adhesivo en diagonal (frente a mejilla/cuello).
5. Aspecto final correcto.

TECNICATURA
OFTALMOLÓGICA
EN INVESTIGACIÓN

1. LA INVESTIGACIÓN BIOMÉDICA

La investigación biomédica se define como aquella que tiene por objetivo generar nuevos conocimientos que ayuden al diagnóstico, tratamiento y prevención de enfermedades en humanos. La investigación en el área de salud es, por lo tanto, la clave fundamental para conseguir eficazmente la mejora de la calidad de vida y bienestar de nuestra sociedad.

La investigación con seres humanos es, a día de hoy, insustituible, y su objetivo no es buscar el mayor beneficio individual para el sujeto, sino para el conjunto de la población incrementando el conocimiento sobre la eficacia y la seguridad de un medicamento.

La investigación clínica debe de realizarse de manera que resulte certera y veraz, pero siempre con el máximo respeto por el paciente que va a tomar parte en ella. Debe llevarse a cabo siguiendo unos principios de ética y de buenas prácticas que supervisarán y guiarán los procedimientos humanos y tecnológicos, proporcionando una garantía pública de la protección de los derechos, la seguridad y el bienestar de los sujetos del ensayo, a la vez que debe garantizarse la fiabilidad de los datos y la aplicabilidad de los resultados en los pacientes. Siempre sujeta a la atenta evaluación por terceros, la investigación clínica es una de las actividades profesionales más reguladas que puede realizar un profesional sanitario en el ejercicio de su actividad.

CLASIFICACIÓN DE LA
INVESTIGACIÓN BIOMÉDICA.
- LOS ENSAYOS CLÍNICOS -

Son numerosas las clasificaciones para los proyectos que se pueden llevar a cabo en investigación biomédica teniendo en cuenta las diferentes características en su diseño, finalidad, seguimiento en el tiempo, control de la asignación del medicamento, etc.

En la siguiente tabla se propone un resumen de los diferentes tipos de estudios y de cuáles serían las principales características de los mismos:

Según el control de la asignación	
Experimentales	Estudio de intervención. Asignación aleatoria del tratamiento en investigación
Cuasiexperimentales	Estudio de intervención. Asignación no aleatoria del tratamiento; se tiene en cuenta una o varias razones particulares.
No experimentales	Estudios epidemiológicos analíticos (observacionales). Observación de la práctica clínica diaria. Estudio de cohortes, de casos y controles.

Según si se establece comparación	
Controlados	Estudio de comparación del nuevo fármaco o la intervención con un grupo sometido a placebo, otro fármaco o intervención ya conocida (*gold standard*) o a un grupo en el que no se utiliza ni placebo ni tratamiento ni intervención alguna. Los grupos se pueden establecer aleatoriamente o no
No controlados	No hay comparación entre grupos de sujetos

Según el grado de prevención del sesgo	
Abierto	Paciente e investigadores conocen ambos el tratamiento usado en cada grupo.
Enmascaramiento simple	Bien es el sujeto quién desconoce el grupo de tratamiento al que pertenece, bien es el investigador quién desconoce la asignación de tratamientos.
Enmascaramiento doble	Tanto el sujeto como el médico desconocen la asignación a los grupos de tratamiento.
Enmascaramiento triple	Estudio de doble enmascaramiento en el cual tampoco el estadista que procesa los datos conoce la asignación a los grupos de tratamiento.

Según su finalidad	
Descriptivos	Los datos son utilizados con un fin descriptivo. Utilizados para la elaboración de hipótesis etológicas.
Analíticos	Evaluar una presunta relación causal entre un factor y un efecto, respuesta o resultado.

Según el seguimiento temporal	
Transversales	No hay seguimiento de los pacientes.
Longitudinales	Según en qué dirección temporal se produzca el seguimiento de los pacientes podrán ser prospectivos, retrospectivos o ambispectivos.

Según la unidad de análisis	
Individuales	La investigación está basada en el sujeto particular.
Ecológicos	Estudio realizado en poblaciones de sujetos que comparten una o varias características.

Otros	
Revisiones sistemáticas	También llamadas metaanálisis. Mediante el uso de métodos estadísticos se resumen los resultados de múltiples estudios clínicos realizados con anterioridad, cuyos resultados ya están publicados.
Estudios cualitativos	Búsqueda de explicaciones, percepciones, sentimientos y opiniones de los sujetos del estudio. La información se recoge mediante entrevistas, observación, análisis documentales…

Entre todos los tipos de estudios que se pueden realizar en investigación biomédica, los ensayos clínicos con medicamentos son los más comunes. Se trata de ensayos de intervención, controlados, longitudinales

de tipo prospectivo, analíticos, individuales, el objetivo de los
cuales es el de determinar o confirmar los efectos clínicos, farmacológicos,
farmacodimánicos, etc., de un tratamiento para determinar
su inocuidad y su eficacia en el paciente y finalmente obtener la
autorización para su comercialización, o bien para determinar formas de
uso más eficaces para aquellos medicamentos ya comercializados.

Existen fases de desarrollo de un fármaco: fase I, fase II, fase III y
fase IV. El tipo y número de sujetos de investigación y las hipótesis
que se establezcan determinarán en cada caso la fase en la que nos
encontramos. En la siguiente tabla se resumen las características de
las diferentes fases de un ensayo clínico:

Fase del ensayo clínico	Descripción	N° aproximado de sujetos implicados	
Fase I	Es la primera prueba del fármaco en el ser humano. Estudia la seguridad (tolerabilidad) del producto. Generalmente realizada en voluntarios sanos, aunque también puede llevarse a cabo con pacientes, dependiendo del fármaco y de la patología que se estudie.	< 100	
Fase II	Estudio de la farmacocinética y farmacodinamia. Definición de la dosis efectiva para el paciente. Fase preparativa para la implementación de la fase III. Generalmente realizada con pacientes.	100-500	Preautorización
Fase III	Estudio del valor terapéutico del producto a estudio, por comparación con placebo o tratamientos alternativos. Se utiliza la dosis del fármaco más efectiva para el tratamiento de la enfermedad. Estudio de seguridad, reproduciendo las condiciones de uso habituales y considerando las alternativas terapéuticas disponibles en la indicación estudiada. Realizado siempre en pacientes, con características que deben ser lo más parecidas posible a la población de pacientes real. El objetivo es extrapolar, de la manera lo más exacta posible, los resultados que se obtengan en el ensayo clínico a la población en general. Esta fase es el paso previo e imprescindible para la solicitud del registro del fármaco y su posterior comercialización.	> 500 hasta llegar a incluir miles de pacientes	

Fase del ensayo clínico	Descripción	N° aproximado de sujetos implicados	
Fase IV	Estudios realizados después de haber obtenido la autorización de comercialización del fármaco. La muestra de pacientes es amplísima, con criterios de selección mucho más laxos y heterogéneos que en la fase anterior. Pacientes totalmente representativos de la población que va a usar el fármaco. Los objetivos de esta fase son epidemiológicos: definir nuevas indicaciones, estudiar combinaciones de fármacos de otras clases terapéuticas o de la misma, maximizar las condiciones habituales de uso, etc.	Muy variable, pero en general miles de pacientes	Postautorización

INICIO DEL ENSAYO CLÍNICO, SUS DIFERENTES ETAPAS Y PERSONAL IMPLICADO

Una vez definido qué es un ensayo clínico, qué fases tiene, qué implica cada fase y los objetivos de cada una de ellas, hay que iniciarlo en cada uno de los centros en el que se vaya a llevar a cabo. Este entorno debe garantizar la protección de los sujetos que participan en el estudio como elemento vertebrador y desarrollarse en un contexto de máxima transparencia y profesionalidad, además de seguir las normas de buenas prácticas clínicas.

Antes de definir las características de la implementación del ensayo en el centro, definiremos cuáles son los responsables de llevarlo a cabo:

- **Promotor:** (empresa farmacéutica, administración de salud pública o investigadores independientes): responsable principal del diseño e implementación del ensayo en su totalidad.

- **Investigador:** coordinador y principal profesional sanitario con formación y experiencia, responsable de la coordinación del estudio

en el ámbito nacional o del centro. El investigador principal
es responsable del trabajo de su equipo investigador
(coinvestigadores).

- **Monitor de ensayos:** supervisa las actividades del investigador
  principal y su equipo investigador en cada centro. Perteneciente
  a una organización de investigación clínica —CRO por sus siglas en
  inglés *Clinical Research Organization*— o no, hará de enlace
  entre promotor e investigador.

- **Sujeto:** bien paciente, bien individuo sano que participa en el
  ensayo recibiendo el tratamiento a estudio o el control.

- ***Clinical coordinator*:** responsable de organizar logísticamente
  y administrativamente el estudio, además de dar apoyo a los
  investigadores en determinadas tareas, como la monitorización,
  auditorías, etc.

Etapa	Descripción	Procedimientos que se llevan a cabo
Etapa 0	Evaluación de viabilidad	⁖ Obtención de los acuerdos de confidencialidad ⁖ Idoneidad del investigador principal y del equipo investigador (CV para validar experiencia previa en investigación clínica, formación en BPC,…) ⁖ Idoneidad de las instalaciones ⁖ Disponibilidad de la población diana para el reclutamiento
	Entorno regulatorio	⁖ Obtención de la aprobación del comité de ética ⁖ Obtención de la autorización de las autoridades sanitarias ⁖ Obtención de la conformidad del centro para la realización del ensayo ⁖ Establecimiento del contrato financiero con el centro

Etapa 1	Visita de inicio	⁖ Formación del equipo investigador sobre los procedimientos del protocolo (visita a todos los servicios implicados, incluyendo farmacia, laboratorio, etc.):
		  • Protocolo (revisión de los criterios de selección y los procedimientos del estudio)
		  • Obtención del consentimiento informado
		  • Manejo del CRD (soporte papel o electrónico)
		  • Revisión de las BPC
		  • Seguridad y farmacovigilancia (acontecimientos y reacciones adversas)

Una vez el promotor evalúa las cualidades de los investigadores participantes, las de su equipo y las características de las instalaciones donde se llevará a cabo el ensayo, y habiendo obtenido todas las aprobaciones y autorizaciones necesarias de parte de los comités de ética y de las autoridades sanitarias, se dará inicio al estudio en cada uno de los centros seleccionados.

En la siguiente tabla se resumen las diferentes etapas de evolución del ensayo clínico:

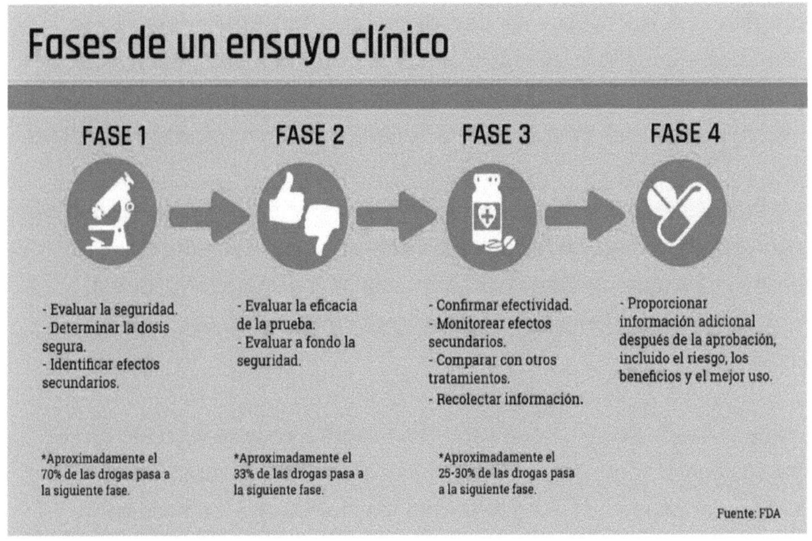

2. PAPEL DEL PERSONAL DE TECNICATURA EN LA INVESTIGACIÓN CLÍNICA

Queda claro, pues, que la investigación biomédica es un proceso sistemático, cuyo objetivo es mejorar el conocimiento de la salud y la enfermedad humana para prevenir, diagnosticar, tratar y, en pocas palabras, dispensar el mejor cuidado al paciente.

En el capítulo anterior hablábamos de un tipo específico de investigación biomédica que se lleva a cabo con personas, los ensayos clínicos. Una de las bases de la investigación biomédica en general y de los ensayos clínicos en particular es que deben ser llevados a cabo de forma minuciosa y sistemática, de manera que los resultados obtenidos sean fiables. De esto dependerá que los esfuerzos realizados durante todo el desarrollo del proyecto puedan ser utilizados para llegar a las conclusiones pretendidas.

Los/as técnicos/as pueden ser clave en la realización de ensayos clínicos, porque pueden asegurar la correcta integración del paciente en el ensayo y porque pueden velar, junto con el investigador principal (IP), porque este se lleve a cabo de la forma más minuciosa y estricta posible.

Aunque el/la técnico/a puede estar implicado/a en la realización de ensayos clínicos también como IP, lo más frecuente es que su papel sea el de dar soporte al IP en determinadas tareas. Desde hace ya algunos años, en los países anglosajones y a raíz de la implicación de los/as técnicos/as en el desarrollo de ensayos clínicos, ha ido surgiendo una nueva función a realizar por parte del personal de enfermería como coordinadores de estudio (*study coordinator* por su traducción en inglés), como técnico/a de investigación clínica (*clinical trials nurse*) o simplemente siendo parte activa del equipo investigador, tomando a su cargo el cuidado de aquellos pacientes que son sujetos de estudios clínicos.

STUDY COORDINATOR Y
CLINICAL TRIAL NURSE

Si bien es cierto que el/la técnico/a dedicado/a a la investigación clínica debe tener competencias extras para poder realizar esta tarea, en realidad, su objetivo último no difiere en absoluto del que debe tener uno/a técnico/a, que es el de asegurar el bienestar y el mejor trato médico para el paciente.

La mayor parte de los procedimientos prácticos que va a tener que llevar a cabo el/la técnico/a de investigación clínica van a ser idénticos a los que realizaría durante su práctica clínica habitual; sin embargo, deberá incorporar nuevos conocimientos relativos a la gestión del ensayo clínico, que en muchos casos formará parte de sus responsabilidades.

¿Cuáles van a ser, generalmente, las responsabilidades de un/a Técnico/a implicada directamente en el desarrollo de un ensayo clínico?

El leguaje anglosajón usa dos términos diferentes para calificar al personal de enfermería implicado en el desarrollo de los ensayos clínicos; sin embargo, sus responsabilidades son muy similares y, de hecho, recibir un nombre u otro dependerá muchas veces de la propia organización del centro de trabajo. Para explicar el matiz podemos decir que el rol de *clinical coordinator* tiene un papel más administrativo dentro del equipo investigador y más global, ya que es el responsable de diferentes estudios a la vez, mientras que la *clinical trial nurse*, además de la parte administrativa, también asume papeles más activos, como la toma de muestras biológicas o la realización de pruebas complementarias. Muchas veces estas dos figuras son superponibles y difíciles de diferenciar. Obviamente, el rol de coordinador de estudio puede ser asumido por otro profesional de la salud, mientras que el rol del/la técnico/a de investigación clínica solo puede ser asumido por un/una técnico/a.

DISEÑO DEL PROTOCOLO

Cuando el ensayo es un proyecto independiente de la industria farmacéutica (del médico, del centro hospitalario, etc.), está claro que el/la técnico/a es una fuente importantísima de información respecto a cómo diseñar el protocolo, qué exploraciones realizar, cómo preparar la logística relativa al reclutamiento y seguimiento de los pacientes, y cómo manejar al paciente para que responda mejor a las necesidades del estudio. Su experiencia hace innegable el hecho de que puede aportar mucha información al investigador para conseguir redactar un protocolo viable de fácil realización.

Y quién habla del diseño del protocolo, habla también de la redacción de la hoja de información al paciente y el consentimiento informado (HIP/CI). Estos documentos deben estar redactados en unos términos que sean de clara comprensión para el paciente. El conocimiento científico y el contacto estrecho con los pacientes hacen que el/la técnico/a sea indispensable para conseguir un HIP/CI descriptivo y completo, a la vez que comprensible.

En el caso de proyectos promovidos por la industria, la responsabilidad de la redacción tanto del protocolo como de la HIP/CI recae en manos de una CRO, aunque no estaría de más que incluso en esos casos, se solicitara la revisión de los documentos al personal de enfermería para asegurar su viabilidad.

Esta tarea estaría más acorde con las responsabilidades de un/a Técnico/a de investigación clínica, aunque ello no descarta en absoluto que la figura de coordinador de estudio pueda también intervenir en la parte de diseño y redacción de documentos, puesto que finalmente la opinión de todos los intervinientes en el estudio es importante para desarrollar un proyecto realizable.

OBTENCIÓN DE APROBACIONES Y AUTORIZACIONES DE LAS AUTORIDADES

Tarea común a ambas figuras, aunque más orientada a la figura de coordinador de estudio. Requiere un conocimiento profundo de los procedimientos reglamentarios a llevar a cabo para obtener las aprobaciones de los comités éticos y las autorizaciones de las agencias de medicamentos. Nuevamente, esta responsabilidad puede recaer 100% en manos del/la técnico/a en el caso de que el ensayo clínico se trate de un proyecto independiente. En el caso de un proyecto patrocinado por la industria, vuelve a ser la CRO el organismo encargado de llevarlo a cabo.

PRESELECCIÓN Y RECLUTAMIENTO DE PACIENTES

Tarea común a ambas figuras. La preselección de pacientes es un trabajo muy importante para asegurar un buen reclutamiento en el centro. La revisión de los historiales clínicos, el contacto con los pacientes para saber si pueden estar interesados o disponibles para participar en el ensayo y para concretar las citas para las primeras visitas… El trabajo de la preselección de pacientes asegura el reclutamiento y el avance rápido del estudio.

**RECOGIDA DEL CONSENTIMIENTO
INFORMADO**

Tarea común a ambas figuras, antes de que el paciente inicie el
ensayo debe leer la HIP y firmar el CI. Esta tarea de lectura del HIP
debe estar apoyada por las explicaciones orales del equipo investigador;
en este caso, el personal de enfermería también puede jugar un papel
determinante: tal como hemos explicado antes, son personas ideales para
hablar "de tú a tú" al paciente, ya que tienen a la vez el conocimiento
técnico y la proximidad personal con el paciente.

ALEATORIZACIÓN DE LA MEDICACIÓN

Tarea asumible por ambas figuras e indicado principalmente en
el caso de que la aleatorización de la medicación conlleve el uso
de sistemas interactivos de voz (IVRS o *Interactive Voice Response
Systems* en inglés) que deben contactar para conocer el número de
tratamiento que se asigna a cada paciente.

La dispensación de la unidad de tratamiento puede ser responsabilidad
del/la técnico/a de investigación, de un/a investigador/a o
del/la farmacéutico/a dependiendo de la estructura del centro, el
diseño del estudio y la complejidad de uso de la propia medicación.

RECOGIDA DE DATOS Y ASISTENCIA
A LA MONITORIZACIÓN

La recogida de datos y la asistencia a la monitorización están más relacionadas con la figura de coordinador de estudio, aunque también pueden ser realizadas por el/la técnico/a de investigación clínica.

Aparte de recopilar todos los datos obtenidos durante el seguimiento del paciente en el CRD, es fundamental el hecho de que el monitor pueda tener acceso completo a una persona involucrada en el ensayo que haya manejado el CRD y que tenga conocimiento del porqué y el cómo se han obtenido los datos solicitados en el protocolo: en caso de dudas sobre la validez de un dato o en caso de necesitar información adicional sobre un procedimiento o un aspecto de la actividad clínica, la presencia del/la técnico/a en sustitución del médico investigador es crucial.

RECOGIDA Y PROCESAMIENTO DE LOS
DATOS DE SEGURIDAD

Preferentemente realizada por el/la técnico/a de investigación, dado que suele estar más involucrado en el seguimiento particular del paciente a lo largo del estudio. Igual que antes, en ausencia del médico investigador el/la técnico/a conoce la patología y los términos específicos para describir los hallazgos de seguridad y poder comunicarlos al promotor o a las autoridades competentes.

RECOGIDA Y PROCESAMIENTO DE MUESTRAS

Tarea indicada para el/la técnico/a de investigación. En muchos de los ensayos clínicos que plantean la recogida de muestras biológicas;

esta tarea es asignada de forma inmediata al personal de enfermería.

Excepto en el caso de que resulte una técnica compleja que implique
la intervención específica del médico, el/la técnico/a de investigación
se encarga de recoger, procesar inicialmente y enviar al laboratorio
para ulteriores análisis las muestras de los pacientes.
Sea como fuere, lo que está claro es que el/la técnico/a puede
jugar un papel clave en el proceso de implantación y desarrollo de los
ensayos clínicos, además de ser un apoyo fundamental para el paciente
que participa en el mismo. El soporte al IP y la involucraciódel/la técnico/a
en la investigación clínica son una pieza muy importante
para el éxito del ensayo.

BIBLIOGRAFIA

1) Deborah Pavan-Langston: Manual of Ocular Diagnosis and Therapy, cuarta edición, Little, Brown and Company, 1996, págs. 118-121.

2) Kansky J.: Oftalmología Clínica, segunda edición, Editorial Doyma, 1992, págs. 102-104.

3) Marinho Jorge Scarpa, Mauro Silveira de Quiroz Campos, Ana Luisa Hôfling de Lima: Conductas Terapêuticas em Oftalmologia; Editora Roca Ltda. 1999, pág. 25

4) Cullom-Chang: The Wills Eye hospital. Manual de Urgencias oftalmologicas, 2da. edición, 1997. Mc Graw-Hill Interamericana, pág. 128-131.

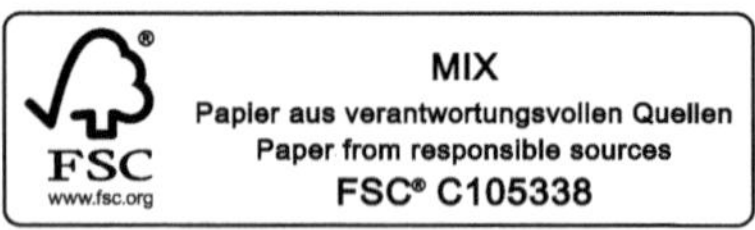

Printed by Books on Demand GmbH, Norderstedt / Germany